AF368595

Histoire de l'Homme

Histoire

de

l'Homme

(PHYSIOLOGIE DU MALE)

Son développement
Ses organes dans la virilité et leurs fonctions.
Sa puissance procréatrice. — L'homme dans le mariage.
Ses aberrations sexuelles. — Ses folies amoureuses.
Anomalies du sexe et du fruit de la génération.

PAR

Le Docteur CAUFEYNON

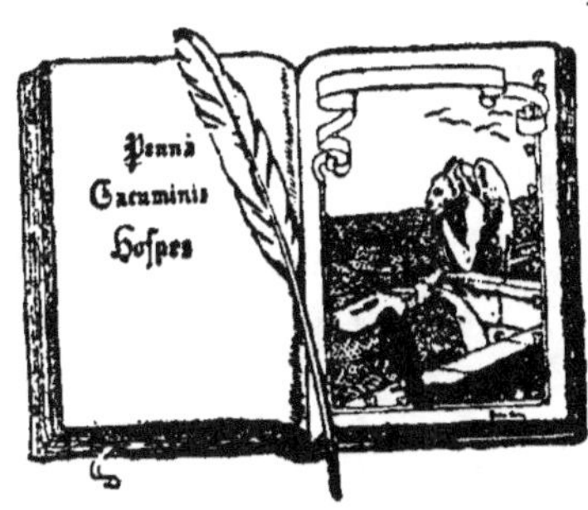

PARIS
SOCIÉTÉ PARISIENNE D'ÉDITION
5, RUE DE SAVOIE, 5
—
1903

PRÉFACE

Après l'Histoire de la Femme, *il était tout naturel que nous songions à mettre au jour :* l'Histoire de l'Homme ; *l'une complète l'autre.* Comme dans l'ouvrage précédent, nous ne nous occuperons que des trois périodes principales de la vie du mâle, bien que généralement, on divise celle-ci en quatre âges : l'enfance, la jeunesse, l'âge viril et la vieillesse. Nous passerons donc sous silence l'époque de l'enfance qui, du reste, est commune aux deux sexes, pour passer de suite à la puberté et à la virilité qui en est le complément naturel. Nous avons consacré un chapitre spécial à la vieillesse, ce que nous n'avons pas fait pour la femme. Cette dernière période de la vie qui semblerait devoir être, chez l'homme, paisible dans sa défaillance, éprouve de graves atteintes au physique et au moral. En effet, n'a-t il pas été dit que :

« Il est prouvé que quand les années
« ont blanchi nos têtes, quand le
« drame de notre vie touche à son dé-
« nouement, presque toujours l'amour
« et les plaisirs se changent en dépra-
« vations. L'animal a tué l'homme ! »
Chez la femme, il n'en est pas de même, on trouve rarement, même chez celles qui ont mené la vie la plus lubrique, ces honteux penchants de l'appétit vénérien.

L'étude physologique du mâle se rapportant essentiellement à la vie sexuelle,, nous avons été amenés, après avoir exposé les qualités et les beautés physiques de l'homme dans toute la plénitude de sa virilité, à dépeindre ses aberrations, ses tares et ses excès.

On a dit que l'homme ne devait pas se plaindre de tous les maux qui fondent sur lui et sur l'humanité toute entière, car il en était lui-même responsable. On a répondu à cela que la nature en nous rendant sensibles à l'excès, a mis en nous l'ardent foyer de toutes les passions. C'est assez vrai, car si l'on consulte notre organisation nerveuse, notre grande capacité pour les jouissances, comme pour les souffrances, il est naturel que nous nous précipitions dans les premières, ainsi que les lois de la nature l'ont prescrit invinciblement à tout être sensible.

D'après ce raisonnement, s'il est une philosophie conforme à notre existence sur la terre, c'est celle que suivent les animaux, c'est l'épicurisme le plus déterminé, établissant la volupté sensuelle, comme le bien suprême auquel nous pouvons atteindre: et alors il n'y aurait qu'à s'écrier : — Fuyez donc, importune sagesse qui ne prêchez jamais que tristesse et ne nous imposez que privations ! Vienne la folie, si elle est accompagnée des délices et du bonheur !

Cette objection, pour être vulgaire et spécieuse, n'en est ni plus juste ni mieux fondée, à moins qu'on ne veuille soutenir en même temps, que la nature aspire à notre propre destruction.

Ce qui est vrai, c'est que si la nature nous a donné l'intelligence, elle a laissé a notre libre arbitre, la facilité du mal comme celle du bien et le pouvoir d'abuser, comme un élément nécessaire à la perfection de la raison humaine. Mais, puisque nous reconnaissons, par le moyen de cette intelligence, combien les abus de notre sensibilité sont nuisibles, la nature a encore accordé à l'homme la faculté d'être sage, ou de se vaincre par son propre mérite et non par la limite de sa constitution, comme le sont les animaux subordonnés à l'instinct.

Loin de bannir l'amour du cœur des hommes, nous voudrions, au contraire, que tous les hommes puissent en goûter les douceurs, mais en même temps, nous pensons faire œuvre morale, en exposant le tableau de plaisirs naturels, seuls avoués par la nature, à côté de celui des excès et des turpitudes qu'engendrent le vice et la débauche, espérant faire abhorrer ces aberrations dont les suites sont si funestes.

Malgré tout, l'amour sera toujours le miel le plus doux que puisse effleurer une lèvre humaine et l'axiome de Lord Byron sera éternellement vrai : « Plus « je vois les hommes, moins je les « aime, je voudrais bien pouvoir en « dire autant des femmes ».

Histoire de l'Homme

I

L'HOMME

Ephèbe et Puberté

Ephèbe est le titre qu'on donne aux
jeunes gens qui entrent dans l'époque ora-
geuse de la puberté, c'est-à-dire à l'âge
de quatorze ou quinze ans. Ce moment de
la vie offre une nuance singulière dans les
pensées, les actions et le mode de sensibilité qui ne s'observe à nulle autre époque
de notre existence. L'Ephèbe est tout à la
fois pétulent comme l'enfant, puis timide et

pudibond comme la jeune vierge; il a la hardiesse d'un page et la tendresse d'une servante novice, c'est tantôt un charmant polisson, un folâtre chérubin, tantôt un Hippolyte rêveur, distrait et sauvage. Il n'est pas encore homme et il n'est plus enfant. On ne sait quels vagues désirs s'élèvent dans ce jeune cœur; un besoin indéfinisable du bonheur, une sourde fermentation présage, aux tempêtes des passions, des pleurs sans motifs, des joies involontaires; mille projets sans suite, des soupirs sans but encore: tout décèle ce tumulte secret, ce développement interne des organes, source des plus délicieuses et des plus funestes émotions de la vie.

Lorsque cette période ne s'accomplit qu'imparfaitement, lorsqu'une organisation lente et molle retarde l'élan de la puberté, l'éphèbe tombe alors dans la chlorose et la langueur, il végète pendant quelque temps dans une morne apathie. C'est alors que la secousse d'une vie active, voyages, exercices violents, doivent donner du ton aux organes et principalement à ceux du bassin ; les aliments stimulants et fortifiants font également éclater et fleurir les organes sexuels. Cabanis prétendait que pour compléter un développement trop lent, il était nécessaire d'exciter le prurit vénérien par l'union sexuelle. Il nous semble que cette indication a quelque chose de monstrueux au point de vue moral et qu'ensuite ce serait un moyen certain d'énervation dans un âge si tendre.

La nature, en disposant l'éphèbe à l'amour, l'a rendu timide auprès de l'autre sexe. Non seulement il n'ose désirer la jouissance, mais même elle lui semblerait souiller le pur objet de son adoration. Et il y a plus ; ces femmes hardies et complaisantes qui se hâtent de cueillir les premiers fruits d'une jeunesse ardente et inconsidérée, celles qui se plaisent à *former* un jeune homme, *à faire son éducation* dans le monde, ne recueillent que haine et mépris de celui à qui elles ont donné :

« La première leçon du plaisir amoureux ! »

Aristote qui, déjà de son temps, avait remarqué ce fait, cherche à l'expliquer, en disant que ce sont ordinairement des femmes, ou publiques, ou déjà avancées en âge auxquelles s'adressent les éphèbes; après l'acte, ils en reconnaissent toutes les turpitudes et ne conservent que dégoût et que haine pour ces jouissances sans charme; mais ils en trouvent une raison meilleure en faisant voir, qu'à cette époque, le corps étant imparfaitement formé, tombe dans l'abattement et la faiblesse après le coït, bien plus que dans l'âge de la force; aussi l'adolescent prend en aversion la personne qui l'a réduit à cet état.

A l'égard de la jeune fille éphèbe, son premier amour n'est pas celui des sens, non plus que chez le garçon, car on commence toujours par le platonisme et l'on finit par le cynisme; mais on remarque qu'elle s'attache beaucoup plus à l'homme à qui elle a livré sa première fleur, que l'homme ne s'attache à la femme. Tel est l'ordre de la nature; l'individu plus faible ayant besoin de protection, doit en effet se rapprocher davantage de l'être fort.

Chez les anciens quand on sortait du rang des éphèbes ou des adolescents pour passer dans le rang des hommes, on quittait alors le *prétexte*, pour la robe virile, vers 18 à 20 ans chez les romains.

Jules César nous apprend qu'il n'était pas permis sous peine de l'infamie aux éphèbes, chez les Germains et autres barbares, de se livrer aux penchants sexuels avant l'âge de vingt ans. Il attribue avec raison, à cette continence, la force et la grande taille de ces peuples, tandis que les nations civilisées, plus débauchées, voient leur génération s'affaiblir, les individus se rapetisser, s'abâtardir par un commerce prématuré entre les sexes.

L'enfant qui entre dans l'adolescence est plus susceptible d'impressions physiques, puisque, avant le temps, la nature ne lui fournissait que ce qui était nécessaire pour la nourriture et son accroissement, il sent peu à peu les principes de vie se multiplier en lui. Ses forces augmentent, un feu jusqu'alors inconnu anime son imagination et il éprouve enfin les phénomènes que nous venons de voir tout à l'heure. Il ne sort de cet état que lorsque la nature ayant achevé son œuvre, parle clairement à l'individu. C'est alors que ses désirs ont un objet et que l'homme se présente sur le théâtre des passions qui doivent l'agiter.

C'est vers l'âge de 14 ans que la puberté commence, chez l'adolescent, la révolution qui doit perfectionner et achever son existence.

Une espèce d'engourdissement quelquefois accompagné de douleurs se fait sentir aux aines, se communique à presque toutes les articulations. On éprouve en même temps une sensation jusqu'alors inconnue dans les organes génitaux, ces organes prennent de l'accroissement, se couvrent de duvet, le son de la voix change, il devient rauque et inégal et ensuite plein, grave et assuré. Ces signes, qui annoncent la puberté, sont communs aux deux sexes; il y

en a néamoins de particuliers à chacun :
l'éruption des menstrues et l'accroissement
des seins pour les femmes, la barbe et
l'émission spermatique, pour les hommes.

Si l'époque où nous devons jouir n'est
pas marquée d'une façon égale chez tous
les peuples et si les mœurs, le climat influent sur le plus ou moins de précocité à
la puissance reproductive, il est cependant,
pour chaque individu, un temps marqué
par la nature. On le reconnaît à la force
qui agite les organes délicats sur lesquels
la puberté influe, et à l'affluence des principes générateurs qui les excite.

Telle est la puberté vers laquelle le temps
nous conduit peu à peu, jusqu'à ce que
l'accroissement soit définitif ; et ce n'est
qu'à ce moment qu'il est permis de croire
avec Buffon que le superflu des parties organiques que sert l'alimentation, est obligé,
ne trouvant plus autant de facilité de s'introduire dans les tissus musculaires, de re-
fluer vers les parties qui coopèrent à la génération : « C'est par cette raison que

pendant que le corps croît et se développe, toutes les parties absorbent la nourriture; le corps prend de l'accroissement, mais il n'est point en état de reproduire. Il faut qu'il n'ait plus besoin d'une aussi grande quantité de matière alimentaire pour se développer, avant que la substance qui doit constituer la liqueur séminale, soit renvoyée de toutes les parties des organes qui doivent la séparer du sang. »

Cette théorie, pour vieille qu'elle soit, a toujours sa valeur, car les nouvelles ne s'appuient que sur des hypothèses et de plus elle s'applique fort bien à cette circonstance, que tout acte copulateur prématuré est une raison d'épuisement rapide.

En effet les jeunes gens qu'une imagination ardente porte vers les plaisirs avant qu'ils n'en soient capables déterminent par des actes violents et par de continuelles surexcitations la nutrition à se porter vers des organes où elle ne devait arriver que plus tard, de là, l'amaigrissement, l'énervement ; ils cessent d'être hommes au moment où ils devraient commencer à l'être.

Les voluptueux peuvent vanter le plaisir que l'amour fait naître dans les sens encore intacts des jeunes gens, lorsque ne sachant pas encore ce qu'est la volupté, ils l'interrogent par de douces agaceries ; mais le vrai plaisir, le seul dont on puisse jouir longtemps, est celui qui s'offre à nos sens lorsqu'ils sont capables d'y répondre, d'en sentir toute la douceur, toute l'énergie, d'en savourer les délicieuses extases, de les prolonger, même par d'innocentes ruses. On ne peut se procurer ces détails du plaisir que les organes ne soient capables, qu'ils n'aient acquis leur perfection, et ce n'est pas dans l'enfance qu'il faut se permettre cette félicité. Un auteur ancien a dit justement :

« Jeune homme qui voulez l'être longtemps, attendez que votre tempéramment soit décidé, avant que de vous livrer à l'amour ; vous mesurerez alors le plaisir selon vos forces. A 18 ans, si votre cœur est rempli de désirs et vos organes mûrs, si la vue d'une belle femme allume dans vos yeux le flambeau de l'amour ; si les images folâtres et voluptueuses qui se jouent de votre imagination pendant le sommeil, frappent vos sens assoupis en donnant le signal du plaisir aux parties qui en sont les organes... Jeune homme, cherchez une compagne qui augmente et partage avec vous la volupté. »

Quoique en général on puisse assigner le temps de la puberté à 14 ans pour les filles et à 16 pour les garçons, cet âge varie chez les différents peuples du globe. Dans toutes les parties méridionales de l'Europe et dans les villes, la plupart des filles sont pubères à 12 ans et les garçons à 14. Dans le nord et dans les campagnes à peine les filles le sont-elles à 14, les garçons à 16.

Dans certaines provinces de l'Asie, en Afrique, en Océanie, la puberté est très précoce, puisqu'on y marie les filles à l'âge de 10 ans et les garçons à 12, il arrive fréquemment qu'il naît des enfants de ces unions dès la première année. Ce qui doit déconcerter ceux qui attribuent ces variétés à l'influence du climat exclusivement, c'est qu'on observe les mêmes faits chez les habitants de l'extrême nord, chez les Lapons et les Esquimaux. Les filles y sont pour la plupart mères à 11 et 12 ans et un garçon de 12 ans peut réjouir son père qui serait un jeune homme sous notre climat, en lui présentant un petit fils.

Mais il ne faut pas croire que la nature ait favorisé ces peuples en accélérant la puberté parmi eux. Ces femmes si précoces dans la reproduction et qui, comme on l'a vu, sont mères à 10 ans, cessent d'en être capables à 30, elles ressentent alors toutes les infirmités de la vieillesse. Car l'usage prématuré de la volupté, dans les pays mêmes où la nature semble avoir avancé le moment où l'on peut le faire éclore, hâte le terme de la destruction. Vers les régions tropicales les hommes arrivent rarement à une certaine vieillesse, ils paraissent vieux vers l'âge de 40 ans, on ne peut en accuser que l'abus de plaisirs sexuels.

« Rien n'est si rare dit Buffon, que de

trouver dans ces peuples quelque fille qui puisse se souvenir du temps auquel elle a cessé d'être vierge. »

La puberté que l'on peut définir en factice et en naturelle, dépend du climat et des mœurs. Il n'est pas surprenant que la nature, dans les climats chauds en prépare de bonne heure les germes qui partout ailleurs doivent éclore plus tard. Si chez certains peuples les individus sont pubères à un âge qui doit étonner, il en faut souvent rechercher la cause dans les mœurs, surtout dans les climats froids. En effet les hommes que le froid excessif oblige à vivre presque toute l'année dans des huttes où toute une famille se presse étroitement, n'a rien de caché pour chacun des membres qui la composent, doivent acquérir dès leur plus tendre jeunesse des connaissances capables d'irriter les désirs.

L'abbé Chappe qui visita les contrées les plus septentrionales de la Russie a constaté la débauche la plus effrénée parmi la jeunesse de ces pays.

« La manière dont vivent ces peuples dans leurs chaumières, dit-il, est bien propre à accélérer le dépérissement de l'espèce, à cause de l'excès du libertinage qu'elle y occasionne. Ils ne connaissent point l'usage des lits, ils couchent pêle-mêle, presque nus sur des planches, les pères et les mères ne sauraient jouir des droits du mariage que les enfants n'en soient témoins. La jeunesse plus tôt instruite qu'ailleurs a trop de facilité pour ne pas se livrer à la dissolution. Aussi est-on obligé de les marier de bonne heure pour prévenir les désordres. »

II

LA VIRILITÉ

Ce terme pris dans le sens propre, distingue l'âge intermédiaire de l'homme, l'époque de sa vigueur également éloignée des éclats tumultueux de la jeunesse et de la froide lenteur de la vieillesse. On peut donc établir cet âge de 25 à 50 ans, période pendant laquelle le corps et l'esprit humains se montrent ordinairement dans le plus florissant état de perfection et exerçant le plus complètement leurs fonctions.

Selon quelques auteurs, l'époque de la

virilité est la même que celle de la puberté ; la puissance génitale est, en effet, le premier, le plus irrécusable témoignage de la virilité et même sans cette puissance la virilité n'existerait pas. Il faut un surcroît de forces vitales pour transmettre l'existence à d'autres êtres, il faut être capable de protéger, défendre un sexe plus doux et faible. Jusque chez les animaux on voit la femelle accorder aux mâles le droit de marcher à leur tête, comme le prouve l'exemple des taureaux, des béliers, des boucs, parmi les troupeaux.

De la vient que cette virilité fait attribuer naturellement cette suprématie du mâle sur la femelle par l'audace, par la force corporelle, par la générosité du courage. Toutes ces qualités résultent de la sécrétion spermatique, élément de vigueur, source merveilleuse d'énergie pour l'organisme animal ; mille faits évidents l'attestent ; ainsi avant la production du sperme, le jeune adolescent paraît timide, ses fibres sont encore détendues et molles, sa voix

est aigue et faible, son corps n'a point acquis cette forme carrée et anguleuse, ce
développement de la poitrine, cette soli-
dité des muscles, cet air mâle et assuré qui
distinguent un homme; ainsi les eunuques
demeurent toujours efféminés, souples, timides et rampants, avec une voix grêle, un
caractère pusillanime. De même les individus énervés par des jouissances anticipées,
ou plongés dans l'excès des voluptés, demeurent affaiblis, prennent des habitudes
de femmes pleines d'indolences, d'une hon-
teuse délicatesse; témoins ces élégants
Adonis, si poupins, si débiles, à la démarche
flasque, abandonnée, chancelante, il leur
faut des corsets pour soutenir leur taille
fine, des odeurs d'ambre et de musc pour
ranimer leurs nerfs agacés.

L'homme viril est celui qui tient le plus
du sexe mâle; comme un certain degré de
délicatesse et de douceur rend au contraire
la femme plus parfaite dans le sien. Le développement de l'appareil masculin imprime
à la fibre plus de ton et de densité, car à

volume égal, l'homme pèse davantage que la femme, il a des os plus compacts et plus robustes, une chair plus ferme, des tendons plus durs, une poitrine plus large, une respiration plus forte, une voix plus grave et plus retentissante, un pouls plein et plus lent que celui de la femme. Il montre encore un cerveau plus ample et plus étendu ; l'épine dorsale et la moelle épinière ont aussi plus de volume chez le mâle que chez la femelle.

Il s'en suit que le système nerveux cérébro-spinal a plus d'activité et de vigueur chez l'homme, qui étant destiné aux actions fortes, à la défense de la femme et de ses enfants, avait besoin de plus de vigueur des muscles et de déploiement d'intelligence que des êtres délicats dont l'existence dépend de ses travaux et de sa protection.

Si la femme est plus douce, plus docile ou plus flexible en ses habitudes et ses mœurs, plus fine, plus dissimulée, elle est encore plus mobile, plus vaine, plus désireuse dans ses goûts. L'être fort, le mâle, dont les qua-

lités sont le mieux prononcées, reste cons-
tamment impassible et jeune. L'homme généreux est ouvert, franc dans sa pleine
assurance ; il ne se plaint pas, ne pleure
pas, n'emploie aucune méchanceté, ni finesse dans sa conduite, mais paraît toujours rond et droit, comme l'est tout ma-
gnanime. Il n'a point ces petitesses ou
ces façons mobiles instables et ne sait
point plier.

Ce n'est point par effort ou par finesse
que l'homme viril domine dans les affaires,
c'est par le poids de son grand bon sens.
Il n'est pas né pour de petits événements
et ne les sent pas, sa fibre est trop robuste
et trop solide pour se sentir ébranlée par
de minces accidents, il est seulement à
l'unisson des plus puissantes actions. Souvent le génie le plus sublime paraît un idiot
ou un sot dans les menus détails des affaires sur lesquelles roule journellement
la société.

Mais ce génie de la virilité est quelque
fois vaincu par l'état de la chose publique ;

Longin a dit que : « L'asservissement politique étouffe et comprime les génies, la servitude des âmes est préparée par l'énervation et la perte des mœurs qui enlève la virilité, qui rend l'intelligence cunuque. Subirait-on, en effet, le joug des gouvernements despotiques, si la molesse et les plaisirs n'avaient pas, de longue main, façonné et ployé les caractère à la sensibilité ? »

Sous les gouvernements despotiques, on peut cependant rencontrer quelques exemples de mâles génies, le siècle de Louis XIV, nous le prouve, mais ce qui est plus ordinaire, c'est que dans les siècles corrompus, lors même que les ressorts du gouvernement se relâchent, les grands-hommes sont rares. A la fin du règne de Louis XV, par exemple, J.-J. Rousseau a pu dire : « c'est par le désordre du premier âge que les hommes dégénèrent et qu'on les voit devenir ce qu'ils sont aujourd'hui. Vils et lâches dans leurs vices même, ils n'ont que de petites âmes parce qui leurs corps usés ont été corrompus de bonne heure ; à peine leur reste-t-il assez de vie pour se mouvoir. Leurs subtiles pensées marquent des esprits sans étoffe, ils ne savent rien sentir de grand et de noble ; ils n'ont ni simplicité, ni vigueur. Abjects en toute chose et bassement méchants, ils ne sont que vains, fripons, faux ; ils n'ont pas même assez de courage pour être d'illustres scélérats. Tels sont les méprisables hommes que forme la crapule de la jeunesse, s'il s'en trouvait un seul qui sût être tempérant et sobre, qui sût, au milieu d'eux, préserver son cœur, son sang, ses mœurs de la contagion, de l'exemple, à trente ans il écraserait tous ces insectes et deviendrait leur maître, avec moins de peine qu'il n'en a eu à rester le sien. »

Qui ne sait pas en effet, combien la puissance nerveuse, en général, tient à l'énergie de la force reproductive ? Plus on abuse de celle-ci, plus on débilite les facultés cérébrales, rien n'use aussi profondément la sensibilité que l'excès des voluptés, c'est au point qu'un homme au sortie d'une lutte prolongée des plaisirs de Vénus, tombe accablé et comme abandonné de ce principe qui le vivifie, parce qu'il l'a prodigué.

On ne communique pas l'existence à d'autres êtres sans perdre de la sienne, il semble qu'on exprime le système nerveux par l'acte de la génération et les anciens ont cru que le sperme était un écoulement du cerveau, le long de la colonne vertébrale car ils ont comparé l'état spasmodique de de l'éjaculation à celui de l'épilepsie.

L'expérience démontre donc que les facultés sensitives du système nerveux s'épuisent, non seulement par toute espèce de sensations, mais surtout par les impressions les plus ardentes et les plus impérieuses de l'amour.

Au contraire, tout le monde reconnait la vigueur, la férocité indomptable des mâles au temps du rut, époque de combats et de luttes pour la possession de la femelle. L'animal le plus timide en tout autre temps, comme le cerf, devient alors belliqueux et redoutable ; le taureau est inabordable, rien n'égale la fureur des loups, des tigres, des lions et autres bêtes fauves dans leur chaleur amoureuse ; mais toute cette surexcitation s'éteint après la copulation. Le cerf redevient timide, les autres quadrupèdes muent tristement et se confinent dans leurs repaires, où ils reprennent lentement leurs forces.

Les anciens ont nommé héros ou héroïques les hommes les plus mâles, les plus ardents, les plus généreux, du nom même de l'amour, *Eros,* parce qu'ils avaient observé que cette passion engendre l'audace et le courage. La première qualité du Paladin et du noble Chevalier était d'avoir une maîtresse et de lui demeurer fidèle, de mériter sa main par sa vaillance et son ardeur, selon les lois de l'honneur, si ponctuellement remplies parmi les prédécesseurs de Don Quichotte.

De là venait cette mélancolie furieuse qu'on a attribuée à Hercule, à Bellerophon, chez les anciens, à Roland chez les modernes, ou les folies amoureuses de Thésée, de Renaud, etc.

Les plus nobles chefs d'œuvre de l'esprit humain ont été conçus à l'époque de la plus grande énergie vitale ou dans la virilité la plus complète ; malheur à l'homme de lettres, au poète, au peintre, au sculpteur, au musicien, à tout savant comme à tout artiste qui s'abandonne à la volupté ! Il y perdra sa sensibilité première. Voltaire a dit que Gentil Bernard, n'était pas né sans talent et son art d'aimer, en effet, en offre des témoignages ; mais mal en fût à ce poète de pratiquer trop cet art ; il perdit tellement l'esprit qu'il ne put plus reconnaître même ses propres œuvres.

Si l'abus des plaisirs sexuels amène la privation des facultés viriles, il est aussi d'autres causes qui peuvent également y conduire, par exemple comme chez certains personnages pieux : Saint-Martin, Saint-Pacôme, et autres, qui plongés pendant toute leur vie dans des contemplations ascétiques, loin du monde et d'un sexe trop séduisant, n'étant jamais entrés dans la voie de la perdition, offrirent à leur mort, à peine les apparences d'organes mâles, tant ceux-ci étaient petits et oblitérés faute d'emploi; car la nature se retire des parties condamnées à l'inutilité, comme elle grandit et fortifie celles qu'on exerce. De plus ces modèles de chasteté absolue, sont ordinairement des individus faiblement constitués sous le rapport sexuel et la froideur naturelle de leurs tempéraments, accrue par l'inertie, facilite beaucoup leur vertu. Satan l'a rarement circonvenue de tentations, cette vertu, au milieu des abstinences et de la retraite, pour que les pensées libertines et impures fassent songer aux pieux anachorètes à rechercher à réveiller des désirs éteints.

Les climats chauds et humides opèrent encore une telle détente à tout le système nerveux et musculaire qu'il n'est pas rare d'y trouver des vieillards et des impuissants à 30 ans.

La première demande que font les orientaux à un médecin français qui parcourt leur pays est un remède pour vaincre cette inertie désolente d'organes indociles dans leur flacidité. Beaucoup d'entre eux sont usés de bonne heure par leur mariage trop précoce et les excès avec les femmes dans leurs unions polygames. Les préparations d'opium tout excitantes qu'elles soient d'abord, enivrent et abrutissent à la longue, on voit de grands fumeurs d'opium réduits à l'état de délire et au tremblement qu'on observe chez nos grands buveurs ; il faut ajouter à cela la nourriture peu substantielle dont ils usent. Voilà pourquoi on voit tant d'êtres éfféminés, de prétendus hermaphrodites en Extrême Orient. Tous les organes y deviennent flasques, les mamelles, les ventres tombent, les nymphes, le prépuce s'allongent démesurément, les articulations relâchées se prêtent aux plus extraordinaires flexions, le caractère n'est pas moins amolli que le corps.

Le règne de la virilité et des hommes vraiment mâles a son siège sous les climats secs et froids, comme le règne de la servilité et de l'effémination sous les climats intertropicaux toujours humides et chauds.

Ainsi tout ce qui accroît l'énergie vitale procure la virilité, comme le contraire amène les vices de l'oisiveté, de la mollesse et de la bassesse.

III

ORGANES DE LA VIRILITÉ

DESCRIPTION. — FONCTIONS. — ACCOUPLEMENTS. —
FORMES D'ACCOUPLEMENT.

1. DESCRIPTION. — On divise ordinairement les organes génitaux de l'homme en trois classes, eu égard à leurs fonctions.

1° Ceux qui secrètent la liqueur spermatique, c'est-à-dire *les testicules.*

2° Ceux qui la conservent ou qui lui servent de réservoir ; les *vésicules séminales.*

3° Les organes destinés à transmettre la liqueur fécondante dans les organes de la femelle ; *la Verge, le Gland*, etc.

Cette division serait plutôt anatomique, c'est pourquoi nous lui préférons celle plus simple et beaucoup plus compréhensible ; soit : Les *Organes externes* et les *Organes internes*.

La partie qui distingue l'homme de la femme est celle qui se présente la première dans la définition ci-dessus. On la nomme le *membre viril* ou *pénis*. Les anciens lui donnaient une infinité de noms : *Muto, Verpa, Mentula, Priapus, Caulis, Virga, Fascinus;* nos anciens romanciers, moins délicats que nous, en parlaient sous des noms qui ne scandalisaient personne, on savait ce que c'était que la *Lance virile, Les Pistoles d'amour*, le *Gaudisseur de la maison*, le *Médiateur de la paix*, le *Cultivateur du champ de nature*, etc.

On sait que les peuples de l'antiquité avaient déifié cette partie sous le nom de Priape. Les dames de l'Egypte le portaient comme une relique aux fêtes consacrées à Bacchus, chez les Grecs on en avait un modèle d'une taille énorme que l'on portait en cérémonie, et selon Saint-Augustin, la plus honorable matrone de la procession, était obligée de mettre, devant tout le peuple assemblé, une couronne de fleurs sur cette effigie. Les Phéniciens avaient aussi leur procession symbolique en l'honneur de Belphégor, et le Grand prêtre marchait fièrement à la tête de son clergé, tenant dans sa main, et abaissant devant l'idole, son membre viril, en signe d'hommage. Les Rabbins disent que les hébreux, pour affirmer un serment, relevaient avec la main, la partie virile circoncise,

Les moines de Goméron en Perse, étaient exposés à une épreuve singulière et par laquelle le peuple jugeait de leur dévotion. Ces prêtres avaient les organes virils découverts, les femmes les couvraient de baisers et s'ils paraissaient sensibles à ces caresses, ils tombaient dans le mépris.

Les anciens Caffres trouvaient un motif de gloire à couper les parties viriles de leurs ennemis et en faisaient présent à leurs femmes qui s'en paraient.

Ces faits suffisent pour donner une idée de la considération dont jouissaient autrefois ces organes masculins; venons maintenant à leur description.

La Verge est un corps long et rond, situé à la partie inférieure du bas ventre, elle est attachée et adhérente à l'os du pubis par des muscles spéciaux, mais elle se continue en dessous jusqu'au rectum. Les parties qui composent la verge peuvent être distinguées, eu égard à leur situation, en contenant et en contenu, si l'on veut par exemple, les premières sont constituées par la peau, le tissu cellulaire qui se remarque au-dessous et une membrane particulière qui est formée par l'épanouissement d'un ligament qui fixe la verge au pubis est nommé le *suspenseur de la verge*. La peau qui recouvre cette partie se replie à son extrémité, c'est ce repli que l'on nomme *Prépuce*, il est attaché à la partie inférieure du gland par un ligament appelé *frein* ou *filet*.

Les parties contenues sont, les deux Corps caverneux, l'Urètre, le Gland, à quoi il faut ajouter les muscles dont il sera question plus loin.

La peau qui recouvre la verge est plus fine qu'aux autres parties, ce qui lui donne une certaine sensibilité.

Le gland est la plus sensible de toutes les parties qui, dans l'homme, servent à la génération, c'est un petit organe spongieux dont la forme facilite son accès dans les parties génitales de la femme.

Le corps caverneux est formé par une membrane extérieure et un tissu spongieux, lacis très compliqué de vaisseaux artériels et veineux et de filaments nerveux.

Le canal de l'Urètre donne passage au sperme et à l'urine ; à son origine au sortir de la vessie, il traverse la prostate en se portant en avant et en bas, puis il gagne la face dans toute sa longueur ; enfin, il traverse le gland, au sommet duquel il se termine par une ouverture allongée, *le Méat*.

Le Gland se présente sous la forme d'un cône légèrement aplati dans le même sens que le corps caverneux, son sommet est couvert par le prépuce, ou libre chez certains individus. Sa base est circonscrite par un rebord saillant qu'on appelle *Couronne du gland*.

Le Testicule est le *témoin* de la virilité et de la force. Il n'était pas permis à Rome de porter témoignage si l'on en était privé. A Paris, il y a à peine deux cents ans, le Parlement proclamait la nécessité de deux testicules pour contracter mariage.

De nos jours, les ministres du culte, en dépit du vœu de chasteté, doivent en être pourvus et même autrefois des prêtres ont été déposés pour se les être supprimés.

Chez l'homme, les testicules font saillie entre l'abdomen et la partie supérieure des cuisses, enveloppés dans une bourse commune qui pend au-dessous de la verge et au devant du périnée et qui se nomme *le Scrotum*. Le scrotum est partagé en deux parties par une ligne saillante en forme de couture appelée *Raphé*. Dans cette bourse qui se compose de plusieurs feuillets superposés, la situation réciproque des testicules n'est pas toujours symétrique ; le testicule gauche est généralement plus proéminent et descend plus bas que le droit.

Dans la vie embrionnaire le testicule situé dans l'abdomen ne descend que plus tard dans les bourses.

Cette migration ne se fait pas toujours exactement, un des deux et quelquefois tous les deux restent en route. Il n'en résulte pas que le sujet soit impuissant.

L'Epididyme est la première portion des voies d'excrétion des spermatozoïdes. Il se compose d'une agglomération de tubes dont le point de départ occupe la partie supérieure et en avant du testicule et qui se coutinue à sa partie inférieure, avec un seul conduit, le *Canal déférant* ; celui-ci se place en arrière de l'épididyme pour remonter vers l'abdomen.

On nomme *Corps* de l'épididyme la portion intermédiaire de la tête à la queue ou extrémité inférieure de cet organe. Celui-ci est composé de tubes groupés en lobes et en lobules ; si on déroule ces tubes, on voit

3.

que leur longueur totale n'est pas inférieure à sept mètres.

La fonction du testicule est de secréter le sperme ; celle de l'épididyme est de le recevoir immédiatement des testicules pour le transmettre aux *Vésicules séminales* par les canaux déférants. C'est dans ces derniers que le sperme est déposé jusqu'à ce que les organes aient subi le stimulus qui leur est nécessaire, pour que le fluide puisse être porté dans le conduit éjaculateur qui les termine et s'ouvre. en parcourant un trajet très court, dans le canal où il porte le sperme lors de l'accouplement. Le sperme lancé avec force dans le vagin par la verge en érection, n'y est pas projeté seul, il se trouve mêlé avec une portion assez considérable d'une humeur sécrétée dans la prostate et qui jointe au mucus fourni par l'urètre, lui sert de véhicule.

2. — Fonctions des Organes. — Copulation. — L'organe du coït chez l'homme, le penis, acquiert, dans l'état d'érection,

les conditions de turgescence, de ridigité
et de sensibilité spéciale indispensables
pour l'accomplissement de l'acte. Ce fait
initial se produit ordinairement sous l'influence de sensations variées et de phénomènes reflexes, il est lui-même le point de
départ d'une suite d'actes reflexes qui abou-
tissent à l'éjaculation.

L'érection a pour but, en outre de favoriser l'intromission, de rendre béant le canal
de l'urètre afin que le sperme le parcourt
librement. Ce phénomène se produit par
voie reflexe, sous l'influence d'excitations
dont le point de départ principal est la mu-
queuse du gland, ce point de départ se
trouve également dans presque tous les
organes des sens et toutes les surfaces sensibles et surtout dans la puissance de l'imagination : l'imagination seule ou aiguillon-
née par le sens de la vue, du toucher, de
l'ouïe est la cause ordinaire de l'érection,
la sensibilité du gland n'intervient que pendant le coït pour porter au plus haut point
l'éréthisme vénérien.

La retention du sang veineux unie à la dilatation artérielle dans les mailles du corps caverneux de la verge, constitue le mécanisme de l'érection. Cependant ces circonstances ne suffiraient pas à amener l'érection vraie, si des actions musculaires ne se produisaient pas, c'est-à-dire que si c'est à l'afflux du liquide sanguin que le penis doit son volume et sa turgescence, c'est en grande partie à la contraction musculaire qu'il doit sa rigidité. C'est par le frottement que subit le gland que se produit l'acte reflexe qui amène les contractions saccadées des muscles spéciaux à ces régions ; ces contractions refoulent le sang vers le gland et en même temps empêchent son retour en comprimant les veines qui l'on amené.

3. — Le coït ou rapprochement du mâle et de la femelle étant rendu possible par l'érection, le membre viril pénètre dans le vagin après avoir écarté les grandes et les petites lèvres, le liquide secrété par les glandes vaginales favorise le glissement et

l'introduction complète du penis. La turgescence s'accroît, les impressions du tact deviennent plus vives et de plus en plus voluptueuses, les parois du vagin entrent aussi en action et se ressèrent pour presser de toute part le penis, le clitoris se raidit et s'abaisse pour entrer en contact, grandes et petites lèvres sont en jeu, tout concourt à l'embrassement du membre. Les muscles du mâle se contractent plus fortement à la suite des frottements du gland, le dos du penis contre le clitoris et contre l'ouverture de la vulve, amène par action reflexe la contraction des muscles du vagin, la turgescente de l'appareil érectile de la femme est considérable, celui du mâle est en jeu. Dans la répétition des mouvements en avant et arrière, le frottement aussi bien que la pression de la paroi et des constricteurs du vagin se font sentir sur le gland, sur le corps caverneux et sur l'urètre. De cet ensemble de sensations génitales, il résulte une action réagissant sur les centres nerveux correspondants qui suscitent des contractions répétées poussant le sang vers le gland. Celui-ci arrive au summum de dilatation, de dureté et de sensibilité. Après quelques secondes, lorsque ces frottements réitérés ont porté les perceptions sensitives à un certain degré d'intensité, divers phénomènes généraux et locaux se manifestent. D'autre part survient une rapide sensation particulière, indéfinissable, souvent avec une sorte d'anéantissement ou de concentration mentale, sentiment de chaleur le long de la nuque et de la colonne vertébrale, contractions involontaires, convulsives des muscles, ou du frissonnement, contracture ou spasme des muscles des machoires et même grincement des dents, mouvements respiratoires courts et répétés avec ou sans cris et accélération du pouls.

En même temps, les mouvements de propulsion, par le bassin, de la verge maintenue plus ou moins profondément dans le vagin, s'accélèrent en devenant moins étendus; puis survient par action reflexe, la contraction des voies d'excrétion du sperme et des muscles du périnée; ce fait amène la projection du liquide et la terminaison du coït par une courte sensation plus ou moins vive et spéciale de la chaleur due au déversement et au passage du sperme dans l'urètre.

Par la rapidité avec laquelle cette sensation suit celle du plus haut degré de l'organe vénérien, elle ne fait qu'un en quelque sorte avec celui-ci dans les centres nerveux. Cependant elle en est distincte, elle s'y ajoute et la renforce. Sa différence est rendue manifeste par la comparaison des sensations que causent les rapprochements sexuels normaux avec celles du coït accompli jusqu'à production de l'orgasme final, avant l'âge et la puberté, c'est-à-dire sans éjaculation.

Après l'éjaculation, l'érection devient moins prononcée, puis cesse au bout de quelques instants en laissant l'urètre un peu sensible au toucher pendant quelques minutes.

La circulation et la respiration reprennent leur état normal, avec sensation de calme et de repos, suivi parfois de langueur et d'un peu de faiblesse musculaire et intellectuelle. Les plus légers contacts et frottements des organes génitaux, loin d'augmenter l'orgasme comme auparavant, deviennent pénibles et même douloureux.

Quant à l'organe même qui suscite les contractions de l'éjaculation, le moment de son développement peut être retardé et par suite le coït prolongé pour un certain nombre de conditions qui pourtant n'empêchent pas l'érection. Tels sont : un certain degré d'ébriété, la fatigue musculaire, etc.

D'une manière générale, la copulation est un acte à proprement parler musculaire, au point de vue de la plus grande activité que l'homme, que le mâle en général doit employer dans son accomplissement alors que la femelle reste beaucoup plus, ou même tout à fait passive.

La copulation répétée peu d'heures après un premier acte, amène la réapparition des mêmes phénomènes, mais qui durent plus longtemps chez l'homme, tandis que chez la femme ils sont en général plus rapides et plus intenses en ce qui concerne les sensations et les mouvements. En effet le calme qui suit la fin de la copulation chez la femme s'accompagne d'un certain degré d'excitation et non de langueur. De plus les mouvements musculaires et surtout la série des actions reflexes amenant l'érection, puis celles qui suscitent l'éjaculation, font du coït un acte qui entraîne bien plus de dépense de force vive de la part des centres nerveux surtout du côté de l'homme que de celui de la femme; de là vient que celle-ci éprouve beaucoup moins de fatigue. Elle se trouve par suite, plutôt préparée à la répétition des rapprochements, surtout si du côté du mâle l'éjaculation, survenue promptement a laissé sur la femme les bulbes vaginaux et le clitoris en érection, le manque de la crise voluptueuse, n'ayant pas amené de détente.

Dans la répétition de l'acte chez l'homme, le trait sensorial final amenant l'éjaculation ou l'accompagnant est moins émotif, moins pénétrant, plus court, plus aigu en quelque sorte presque douloureux même parfois. L'éjaculation est moins abondante et se réduit à quelques gouttes, si le coït est répété plusieurs fois dans la nuit. Tous les phénonomènes réapparaissent, au contraire, tels qu'ils ont été décrits, s'il a lieu seulement tous les deux ou trois jours.

La quantité de sperme éjaculé dans des conditions normales est d'environ 8 à 9 grammes. Cette quantité diminue nécessairement quand un intervalle de quelques heures seulement ou même d'un jour, sépare les émissions l'une de l'autre. Elle diminue aussi avec l'âge et dans l'un et l'autre cas, elle peut être réduite à quelques gouttes restant dans l'urètre et n'en sortant qu'après le coït, en tombant, chassés par le simple retrait du canal.

Cette quantité n'est pas plus considérable après quelques semaines d'abstinence qu'après quelques jours.

Il est des conditions de vieillesse, de fatigue ou d'affaiblissement, dans lesquelles

l'érection restant possible, le coït se termine
par une sensation génitale plus ou moins
vive, ressentie dans les centres nerveux,
mais sans éjaculation, c'est ce qu'on a appelé *Aspermatisme*. Cet état qui n'est souvent que temporaire, qui disparaît avec l'amé-
lioration de l'état général, chez les adultes,
il est dû à un affaiblissement des muscles
éjaculateurs.

4. — L'ASPERMATISME qui est caractérisée
par l'impossibilité d'éjaculer même avec
une érection normale, en voici un exemple
donné par le Dr Rouland :

« Un jeune homme de 20 ans, d'une santé
parfaite et d'un tempérament sanguin, se
présente un jour à ma consultation et me
raconte les faits suivants : — J'entre souvent en érection, me dit-il, mes désirs vénériens sont d'autant plus vifs que je n'ai jamais éprouvé la jouissance de l'amour;
l'intromission de la verge dans les organes
de la femme se fait sans difficulté et sans
douleur; mais cette intromission obtenue,

je ne puis, quelque effort que je fasse, ressentir la volupté dont mes amis m'ont parlé;
après un temps plus ou moins long de tentatives infructueuses pendant lesquelle j'appelle à mon aide toutes les ressources de
mon imagination et toute mon énergie
amoureuse, je ploie sous la fatigue et ma
verge, participant à cet abattement de tout
mon être, s'affaisse et devient molle, sans
qu'il m'ait été possible d'obtenir d'éjaculation. »

Dans l'interrogatoire que je fis subir au
malade, je recueillis les renseignements suivants : L'éjaculation ne s'était jamais produite à l'état de veille, soit par la masturbation, soit par le coït; mais elle avait lieu
quelquefois pendant le sommeil, tantôt
sous l'influence de rêves lascifs, tantôt sans
cause connue; et ce que les circonstances
présentaient de remarquable, c'est que si
le malade venait à s'éveiller pendant l'éjaculation, celle-ci s'interrompait instantané-
ment; de telle sorte que le malheureux
n'avait pas même une idée confuse du plai-

sir vénérien. Ce qu'il éprouvait aux approches de la femme, était un sentiment de bien être, une excitation générale qui n'était pas sans charme, il est vrai, mais qui n'était pas la jouissance génésique. Tous les hommes aussi éprouvent ce bien être et cette excitation générale, et s'ils les considèrent cemme les préludes du plaisir, ils ne les estiment pas comme le plaisir lui-même ; nul ne croirait avoir goûté les voluptés de l'amour, si ces voluptés se réduisaient à ce bien être et à cette excitation préparatoire.

L'aspermatisme tient à un état spasmodique des conduits éjaculateurs ou de l'urètre. C'est pour cette raison que le Dr Rouland ne place pas cette anomalie dans les cas de stérilité ; disons que le défaut de l'émission spermatique en rendant le coït incomplet, crée ce genre d'impuissance dont on n'avait, avant lui, tenu aucun compte.

Du reste cette anomalie peut très bien se guérir, si le sperme ne s'écoule pas normalement, il n'en existe pas moins et est refoulé dans la vessie d'où il sort ensuite avec les urines ; par un traitement approprié, le spasme cesse et le coït se termine dès lors comme il convient.

5. — Toutes les POSTURES que la courtisane Cyrienne inventa autrefois, jusqu'au nombre de douze, pour s'accoupler, qu'Eléphantis composa en vers léonins et que Tibère fît ensuite peindre dans une des salles de son Palais à Caprée, nous montrent que les femmes connurent toutes les souplesses de l'amour. Pierre L'Aretin enrichit encore ce nombre ; les livres de l'Inde. Le Kama-Soutra en donne 42 et Forberg dans son *Manuel d'érotologie classique* trouve moyen d'en décrire 90.

La position la plus généralement adoptée est celle de la femme étant renversée, l'homme se place entre ses cuisses. C'est cette pose classique que les Toscans appelèrent *Angélique*, voulant sans doute indiquer par là, la jouissance céleste qu'elle procure.

D'après Kersten à Zanzibar, les Kuackli, se placent sous leurs femmes, celles-ci meuvent leur corps comme si elles voulaient moudre du grain ; ce mouvement accroît paraît-il, la volupté de part et d'autre ; mais il faut croire qu'il est difficile à exécuter, car suivant l'observateur, il faut un apprentissage de plus de vingt jours aux jeunes filles pour devenir expertes en cet art !

Au Soudan la femme se tient debout, elle se penche en avant, les mains appuyées sur les genoux, tandis que l'homme se place par derrière. Les Esquimaux agissent de même.

Au Kamtchatka on pense que l'accouplement ordinaire est un grand péché et que l'homme doit être couché avec la femme de flanc. Lœsch dit que les nègres de Loango font l'amour de flanc.

, Dans le *Tableau de l'amour conjugal*, le Dr Venette fait les réflexions suivantes à ce sujet : Nos parties amoureuses n'ont pas été faites pour nous caresser debout comme les hérissons ; nous altérons notre santé dans cette posture, car toutes nos parties nerveuses travaillent alors et se ressentent de la peine que nous nous donnons. Les yeux en sont éblouis, la tête en pâlit, l'épine du dos en souffre, les genoux en tremblent, et les jambes semblent succomber sous la pesanteur du corps, mais encore la génération en est empêchée, car la matière que nous communiquons à nos femmes n'est jamais bien reçue dans le lieu que la nature a destiné à cet usage. Le conduit de la pudeur est trop pressé par la posture de la femme quand nous l'embrassons ainsi. Etre assis n'est pas non plus la posture qu'il faut à un amour bien réglé ; les parties mutuelles ne se joignent qu'avec peine et la semence n'est pas toute reçue pour faire un enfant accompli. » L'accouplement le plus propice à la fécondation, serait certainement celui opéré à la façon de la plupart des animaux.

« Il est certain que la matrice est beaucoup mieux située, dit le Dr Venette, lorsque la femme est sur ses mains et sur ses pieds, que sur son dos. Le fond de cet organe est

alors plus bas que son orifice et la semence
y coule par sa propre pesanteur; cette posture est peut-être la plus naturelle, mais
elle paraît être la moins voluptueuse pour
la femme. »

En effet, le clitoris ne se trouve plus en
contact avec le dos de la verge et les frottements de cet organe, s'ils ont lieu par la
partie inférieure ne sont jamais aussi com-
plets et partant moins ressentis par l'organe
érectile féminin, c'est par la raison inverse
que certaines femmes ont la prédilection
marquée pour la posture où l'homme est
couché sur le dos, tandis qu'elles prennent
l'attitude du cavalier, dans cette position
étant sur les genoux, elles se penchent en
avant et favorisent les frottements du clitoris sur la verge.

Lorsque la femme est naturellement si
grosse qu'elle ait le ventre en pointe, il est
naturel que l'homme cherche l'accouplement
par derrière. On trouve même dans les tex-
tes des casuistes chrétiens des renseignements fort curieux sur ce sujet.

Saint-Thomas entre autres, nous apprend qu'il n'y a point crime quand les personnes mariées se *caressent par derrière* (textuel)... « Pourvu, dit-il, que ce ne soit point à dessein de prendre des plaisirs excessifs, mais seulement pour des causes légitimes, comme lorsqu'un homme a le ventre trop gros et qu'il a peur d'étouffer dans les entrailles de sa femme, l'enfant qui bientôt doit naître. »

IV

LE SPERME

Le père de la médecine, Hippocrate, a
considéré la semence comme venant de toutes les parties du corps, mais surtout de la
tête.

« La semence de l'homme vient, it-il,
de toutes les humeurs de son corps ; elle
est la partie la plus importante. Ce qui le
prouve, c'est la faiblesse qui suit l'épuisement. Il y a des veines, des nerfs qui de
toutes les parties du corps vont se rendre
aux parties génitales ; quand celles-ci se
trouvent remplies et échauffées, elles éprouvent un prurit, qui se communiquant à tout

le corps, porte une impression de chaleur et de plaisir ; les humeurs entrent dans une sorte de fermentation, qui en sépare ce qu'il y a de plus précieux et de plus balsamique, et cette partie ainsi séparée du reste, est portée par la moelle de l'épine aux organes génitaux. »

Gallien adopte le même sentiment « cette humeur, dit-il, n'est que la partie la plus subtile de toutes les autres, elle a ses veines et ses nerfs. qui la portent de tout le corps aux testicules. »

Aristote l'appelle *l'excrément du dernier aliment*, « qui a la faculté de reproduire des corps semblables à ceux qui l'ont produit. »

Pythagore, dit que c'est la *fleur du sang le plus pur*, Platon, le nomme un écoulement, une *effusion de la moelle spinale*. Epicure, une *parcelle de l'âme et du corps.*

Alcméon, la regardait comme une *portion du cerveau.*

En ne considérant la liqueur prolifique que sous l'aspect qu'elle présente à l'œil nu on la trouve semblable à une humeur blanche composée de deux fluides, l'une prolifique, l'autre non prolifique, celle-ci sert de véhicule à la première et est fournie par la prostate et les glandes urétrales, tandis que la première, la seule qui puisse être nommée semence, est l'humeur contenue dans les vésicules séminales, et son véhicule ne sert qu'à la rendre plus fluide et à lubrifier le canal de l'urêthre.

Les premiers savants qui s'avisèrent d'examiner le sperme au microscope, y virent des choses qui variaient selon leur système théorique.

Hartsœker, trouva qu'une goutte de sperme était un océan où nageaient une multitude innombrable de petits poissons, dans mille directions.

Leuwenbock, trouva que ces animalcules, ces petits poissons, étaient si minuscules et en si grand nombre que 3,000,000,000 n'égalaient pas un grain de sable, bien plus ce célèbre physicien reconnut les mâles et les femelles ! Ces animaux, disait-il, ont une queue, comme un têtard de grenouille.

Dans ces petits êtres, les observateurs y virent l'homme sous une enveloppe qui lui donnnait la forme d'un ver.

Hartseker a dit que l'homme couvert d'un voile membraneux était caché dans la tête du ver et que la queue répondait au nombril.

Hoffmann a cru pendant quelque temps, que non seulement la liqueur prolifique du mâle contenait des animalcules sous la figure de vers, mais encore qu'il y avait des globules ou des œufs transparents dont chacun serait comme l'auberge de deux vers.

De la Plantade annonça des découvertes imaginaires et sur lesquelles enrichit le célèbre Bœrrhave, mais combattu par Buffon. Ce fut d'après ces observations fantaisistes qu'on arrangea un système sur la génération. On avait vu des animaux dans le sperme, rien de plus simple que d'imaginer qu'ils étaient en petit, les individus de toutes les espèces. Il fallait à ces animalcules un lieu où ils pussent croître et parvenir à une certaine grandeur, la matrice remplit cette indication. Mais tous les naturalistes ne s'accordèrent pas sur l'existence de ces animalcules ; un observateur assurait que des animaux existaient bien dans la semence, qu'on les découvrait au microscope, mais il ajoutait, que ce n'était que lorsque le sperme était corrompu, chose qui arrivait en très peu de temps.

Hartsœker examina le sperme d'une multitude d'animaux vivants et y découvrit toujours le même phénomène.

Varhayen a prétendu que ce que l'on regardait comme des vers n'était que des bulles d'air. D'autres trouvèrent que ces vers n'existaient pas chez les enfants et que chez les vieillards ils étaient fort peu vivaces.

Comment concilier ces observations avec celles qui prétendaient démontrer que la corruption est nécessaire pour le développement de ces animalcules ! Comment concevoir que ces petits êtres puissent vivre dans le fluide séminal d'un homme attaqué de gonnorrhée, ainsi que l'observait Leuwenhock? Ce savant avait vu les animalcules dans la partie du fluide la moins épaisse, du moins ceux qui se trouvaient dans celle-ci, semblaient frappés d'immobilité, mais par contre il découvrait un grand nombre de vaisseaux différents, qu'il affirmait devoir être les artères et les veines du fœtus. Il dit en avoir vu dans une seule goutte de sperme plus qu'il ne s'en présente en un jour, à un anatomiste dans la dissection d'un cadavre, ce qui lui fait croire qu'il n'y a dans le corps de l'homme formé, aucun vaisseau qui ne se trouve dans la semence.

Plus tard les théoriciens n'étaient pas beaucoup plus avancés, ils se demandaient lequel des deux de l'homme ou de la femme procréait le nouvel être dans l'acte sexuel. Etait-ce dans la liqueur que le mâle avait dardé pendant le coït, cette semence avait-elle trouvé dans la matrice un œuf prêt à être fécondé? La femme en partageant les transports de l'homme avait-elle mêlé à l'humeur séminale de celui-ci, un fluide capable de produire cet être organisé comme elle? L'homme nage-t-il dans le sperme tout formé?

Hervey a dit que l'homme et tous les animaux viennent d'un œuf; la génération est l'œuvre de la matrice, dans laquelle jamais ne rentre le sperme, elle conçoit le fœtus par une contagion que lui communique la liqueur du mâle, comme le fer après qu'il a été touché par l'aimant acquiert la propriété magnétique.

Buffon admettait la semence de la femme, Hallen la nie, les testicules, dit ce dernier, sont propres à l'homme; le sperme tire son origine des testicules.

Bonnet et Hallen soutiennent que les êtres sont contenus dans des germes qui se développent et croissent lorsqu'ils rencontrent des matières convenables; qu'ils ne peuvent néanmoins se développer sans être fécondés, que la matière qui les féconde ajoute à ce développement des modi-

fications qui affectent l'extérieur et l'intérieur de ces germes, qu'enfin ces modifications ont toujours un rapport plus ou
moins marqué avec l'individu qui opère la
fécondation.

C'était donc avec ce doute continuel que
les savants essayaient de développer les lois
de la nature, mais sans cependant rien affirmer. Malgré celà il est bon de remarquer
à quelles absurdités l'esprit humain s'attache quelquefois à soutenir des opinions,
c'est ainsi que la doctrine de la génération
fortuite avait pris tant de crédit au com-
mencement du xviii° siècle, que plusieurs
personnes étaient persuadées qu'une sole
pouvait engendrer une grenouille. Un chirurgien de Londres, possédant une certaine
renommée, publiait le système de la génération fortuite en 1726 et il avait, dit Voltaire, l'enthousiasme des nouvelles sectes.
Une de ses voisines, pauvre et hardie, ré-
solut de profiter de la fameuse doctrine;
elle lui fit confidence qu'elle avait accouché
d'un lapereau! Saint-André trouvant dans

l'aveu de cette femme, la confirmation de
son système, ne douta pas de son aventure,
et en triompha avec ses adhérents. Au bout
de 8 jours cette femme accoucha encore en
présence de trois témoins d'un petit lapereau vivant. « Saint-André, dit plaisamment
Voltaire, montre partout le fils de sa voisine.
Les opinions se partagent, quelques-uns
crient au miracle, les partisans de Saint-
André disent que suivant les lois de la nature, il est étonnant que la chose n'arrive pas
plus souvent. Les gens sensés rient, mais tous
donnent de l'argent à la mère des Lapins. »

Elle trouva le métier si bon qu'elle accoucha tous les huit jours. Enfin la justice
se mêla des affaires de la famille. On sur-
prit un petit lapereau qu'elle s'enfonçait
dans un orifice qui n'était pas fait pour lui.
« Elle fut punie, le chirurgien se cacha ;
les papiers publics s'égayèrent de cette
garenne, comme ils se sont égayés depuis,
sur l'homme qui devait se mettre dans une
bouteille de deux pintes et sur le public qui
vint en foule à ce spectacle ».

Aujourd'hui l'on sait positivement que les testicules secrètent le sperme ; les vésicules ou glandes séminales sont destinées à le conserver. La liqueur secrétée par les testicules se porte aux vaisseaux séminifères et à l'épididyme, puis de là dans le canal déférant et enfin aux vésicules séminales. C'est dans ces dernières que le sperme est déposé jusqu'à ce que ces organes aient subi le stimulus qui leur est nécessaire, pour que le fluide puisse être porté dans le conduit éjaculateur qui les termine et s'ouvre, en parcourant un trajet très court, dans le canal où il porte le sperme lors de l'accouplement.

Le sperme lancé avec force dans le vagin par la verge en érection, y est projeté avec une portion assez considérable du mucus de la prostate qui lui sert de véhicule, comme nous l'avons déjà dit.

Les caractères propres du sperme sont : une odeur particulière, sa couleur est blanche ; le microscope y fait découvrir les animalcules qu'avaient observés déjà les anciens savants.

La quantité de sperme qui peut être éjaculée dans un temps donné doit nécessairement varier selon les individus et les circonstances. En effet, il est certain qu'un individu faible sera moins pourvu de ce liquide, qu'un individu qui sera plus fort. On sait d'autre part que des gens qui exercent de suite à plusieurs reprises le coït, doivent répandre à chaque fois une certaine quantité de sperme, mais dès qu'on veut pousser cette action trop loin, les testicules ne sécrètent bientôt plus, les vésicules ne fournissent plus de liqueur.

Afin de conclure sur les théories des anciens, nous entrerons ici dans quelques détails sur la fécondation, pour montrer les nouvelles découvertes de la science à ce sujet. La définition du phénomène peut se traduire par cette formule succincte :

« Tous les êtres organisés, végétaux ou animaux, naissent d'une cellule qui provient des organes femelles et subit le contact de la semence fournie par les organes mâles. Pour l'espèce humaine, la cellule prend le nom d'*ovule* et la semence celui de *sperme*, le contact de ces éléments prolifiques s'effectue dans les voies génitales de la femme à la suite de l'accouplement et leur rencontre constitue la *fécondation*. Dès que l'œuf est fécondé, il se greffe dans la matrice où il subit une série de modifications pendant la *gestation* ou grossesse ; enfin quand il a atteint son développement complet, il est expulsé dans l'acte de l'*accouchement*.

L'ovule et le sperme abandonnés à eux-mêmes dans les voies génitales de la femme, c'est-à-dire hors de l'ovaire et des molécules séminales, finissent par se désorganiser.

C'est le coït qui précède les règles qui donne les spermatozoïdes qui fécondent l'ovule sortant à la fin de celles-ci. Le sang des règles ne tuant pas les animalcules du sperme, on comprend qu'il ne les empêche pas de progresser et d'arriver au pavillon des trompes au moment où l'ovule s'y engage.

De même, comme la rupture de l'ovaire amène promptement la cessation des règles, la fécondation peut s'effectuer plus facilement si le coït a lieu tout de suite après.

V

DES TEMPÉRAMENTS

LES SANGUINS. — LES BILIEUX. — LES MÉLANCOLIQUES.

LES PHLEGMATIQUES.

LES TEMPÉRAMENTS ET LE CÉLIBAT

Les livres sacrés nous étonnent quelquefois par certains passages qui nous donnent une idée de la multiplication de nos premiers pères : quelle fécondité que celle des enfants de Jacob en Egypte, par exemple ! Nous pensons qu'alors la médecine (car cette science commença avec le monde) ne connaissait pas ces divisions et ces variétés infinies de tempéraments, que le luxe, la mollesse, le vice ont introduits parmi nous.

Cette disposition particulière du corps, produite par la combinaison des principes dont il est composé et qu'on nomme le tempérament, influe beaucoup sur les fonctions de l'âme et du corps, et on est persuadé qu'en amour physique, le tempérament joue le principal rôle. De là, on est convenu que tel homme, ou telle femme d'un tempérament donné, était peu propre à la génération ; tandis que d'autres, par une nuance de couleurs plus sombres, des yeux plus animés, un extérieur plus vif, font croire que, semblables à ces hommes vigoureux qui ont peuplé la terre, ils pourraient réparer les désordres d'un nouveau déluge. Ces assertions générales, sont assez souvent démenties par des cas particuliers, c'est ce qu'il est nécessaire de démontrer.

Ce n'est pas seulement sur l'individu que l'influence du tempérament opère ; elle agit en quelque sorte sur l'espèce, ou du moins sur les descendants de cet individu.

En proposant d'assortir les tempéraments,
ce n'est pas dire, qu'il faut donner à un
homme une compagne dont la constitution
serait analogue à la sienne exactement ;
il en résulterait des inconvénients sérieux.
L'union de deux personnes mélancoliques,
par exemple, serait funeste aux enfants qui
en naîtraient. Nous examinerons plus loin
ces considérations et arrivant de suite aux
quatre principaux tempéraments, les seuls
que l'on peut suivre avec une certaine
exactitude et en écartant ce qu'il y a d'é-
tranger à notre objet, donnons une idée
des facultés que chaque individu, relativement à sa constitution, peut avoir pour la
propagation de l'espèce.

1. TEMPÉRAMENT SANGUIN. — Un corps
ferme et vigoureux, une physionomie ani-
mée, les yeux ordinairement bleus, des
chairs ni trop fermes, ni trop molles, la
peau souple et unie, une couleur vermeille,
de l'embonpoint, des cheveux blonds ou
châtains, des membres souples et agiles,

peu propres néanmoins aux travaux pénibles et continus, des veines bleues, amples
et tendues, dans lesquelles le sang circule
avec facilité, sont des signes qui annoncent
le tempérament sanguin.

Celui qui est de ce type, a dans toute
l'habitude du corps une chaleur douce et
des désirs ardents qui annoncent son goût
pour les plaisirs, où le portent encore une
gaieté naturelle et beaucoup de penchant
pour la société. Il exerce toutes ses fonctions
avec une admirable facilité et la transpiration
se fait chez lui aisément. Cette sécrétion,
qui influe sur la santé beaucoup plus qu'on
ne le croit communément, est ce qui constitue le bon état de l'homme au tempérament sanguin ; elle entretient la vigueur,
une douce chaleur, un sommeil tranquille
pendant lequel il est bercé par des songes
légers et gracieux, qui à l'instant du réveil
lui offrent la riante image du bonheur, ou
la perspective du plaisir.

Si les préoccupations de la veille influent
sur ce qui se passe durant le sommeil, il

n'est pas moins constant que l'imagination, agréablement flattée par les songes, répand l'enjouement, la douceur, la vivacité sur celui dont le sommeil n'est qu'une suite de tableaux agréables. Aussi n'est-il point étonnant que l'homme sanguin soit naturellement doux, sensible, enjoué, vif et que son inclination le porte sans cesse vers les plaisirs de l'amour et ceux de la table.

Doué de talents séducteurs, l'homme sanguin ne paraîtrait-il pas devoir exclure des mystères de l'amour les hommes qui n'ont pas le bonheur de réunir autant d'avantages? Il aime avec beaucoup de délicatesse ; ce n'est point toujours la soif ardente des plaisirs qui le porte à les rechercher ; le cœur agit en lui aussi vivement que l'instinct. Plus sensible à une passion délicate qu'aux plaisirs de la débauche, il devrait régner seul dans le cœur des femmes sentimentales. Mais les excitations voluptueuses qui agissent assez fréquemment sur l'homme sanguin, le rendent plus redoutable auprès des femmes qui savent se défendre ; il veut, comme César, voir et vaincre en un instant. Par la même raison qu'il est plus propre à faire des connaissances que des amis, il trouve plutôt à satisfaire ses désirs dans l'ivresse d'une passion rapide et souvent sans conséquence, qu'au milieu des plaisirs mystérieux d'un amour cimenté par des rapports et des liaisons qui ne s'accordent pas toujours avec sa vivacité, son indiscrétion et son inconstance.

Donc l'homme sanguin est sensible en amour, mais étourdi ; il n'aime pas la ré-résistance, il s'emporte aisément et se calme de même ; semblable au papillon, il voltige sur la première fleur qui s'offre à sa vue, mais il s'y arrête peu. Le vif éclat de la rose peut bien fixer un instant le papillon au milieu de son vol ; mais, si, jalouse des autres fleurs, elle veut le retenir, il faut qu'elle ouvre son sein aux caresses de cet inconstant ; elle jouit du bonheur de le voir palpiter par l'excès du plaisir, elle le partage. L'agitation et les transports de son amant paraissent lui jurer la tendresse la plus vive et la plus durable... Fleur charmante ! employez tout pour captiver celui qui cherche à s'échapper. Une douce langueur est déjà répandue sur ses sens, bientôt l'ennui y succèdera... Vous voulez le retenir ? Il n'est plus temps ! Il n'a point épuisé tout son amour, il vole avec empressement vers une autre fleur pour lui faire partager ses plaisirs.

Telle est la manière de se conduire en amour du sanguin ; il n'a pas pour les plaisirs cette force athlétique, dont la Nature a doué les hommes bilieux ; mais réunissant ce que l'amour a de plus doux, ses jouissances ne sont point troublées par la jalousie, cette passion funeste qui précède quelquefois la fureur dans les hommes bilieux. Il est surtout inconstant, voilà son crime ! et ce crime deviendra plus tard son supplice.

La bonté de sa constitution n'est pas un titre pour vivre longtemps ; la vivacité, la sensibilité et surtout l'inconstance qui lui sont propres abrègent sensiblement ses jours.

2. — TEMPÉRAMENT BILIEUX. — Si on excepte une taille avantageuse et un fort embonpoint, que n'a pas ordinairement l'homme bilieux, tout en lui annonce la force. Ses os sont gros et solides, ses muscles bien marqués, ses chairs compactes ; sa peau aride et sèche est d'un rouge foncé, brune, olivâtre, et quelquefois noire ; les poils qui la couvrent et les cheveux sont presque toujours noirs et crépus ; son pouls est grand, vigoureux, brusque ; il a des veines grosses, saillantes, le sang bouillant, la bouche grande, les lèvres desséchées, l'haleine chaude et forte, les yeux noirs et perçants.

Que l'on oppose ce tableau à celui que l'on a vu de l'homme sanguin, et il sera facile de juger ce que doit être en amour le bilieux. Toutes les passions acquièrent ici une teinte plus forte ; c'est le théâtre où elles se montrent avec le plus d'éclat, parce qu'elles ne sont tempérées, ni par la gaîté, ni par l'enjouement, comme dans les personnes sanguines. Leur colère, dit un écrivain moderne, est celle d'Achille, leur haine celle de Coriolan ; leur amour tient de la magie et cette passion à laquelle un tempérament presque inépuisable les porte sans cesse, devient pour eux une affaire capitale.

L'homme bilieux veut être aimé seul, parce qu'il aime, sinon avec constance du moins avec une passion extraordinaire et qu'il est le plus vigoureux des hommes. Il conserve longtemps cette force supérieure, il n'attend même pas qu'elle soit épuisée pour devenir jaloux, injuste, cruel.

Chez les peuples civilisés, ces vices, adoucis par la nécessité des liaisons particulières, n'acquièrent pas ce degré excessif qui empoisonne les plaisirs et conduit au crime. C'est chez les peuples, dont les individus sont presque tous des bilieux, que les horreurs s'annoncent sous l'aspect de la grandeur et du pouvoir despotique.

L'amour en Turquie, en Afrique, en Asie, est un tyran qui déchire les cœurs, les plaisirs dont jouissent les hommes en ces pays sont affaiblis par l'autorité, les femmes qui servent à leurs jouissances sont des esclaves. Si la félicité naît de l'amour, c'est lorsqu'il est dégagé de toute contrainte. Le maître absolu qui n'a qu'à vouloir pour être obéi et dont les esclaves reçoivent, au milieu du trouble et de la crainte, des caresses qu'empoisonne l'esclavage, ne connaît pas l'amour.

Les talents supérieurs que les hommes bilieux ont pour le plaisir en amour, ne sont pas infructueux; ils sont de tous les hommes les plus propres à la fécondité; s'ils s'exercent le corps en variant leurs occupations, s'ils peuvent adoucir les fougues de leur imagination et surtout s'ils savent économiser leurs plaisirs.

Toutes les femmes ne conviennent pas aux bilieux, pour remplir le but qu'on doit se proposer dans l'union des sexes; la femme sanguine est la compagne que doit prendre un homme dont les talents physiques s'annoncent à un degré éminent. En effet celle-ci, plus modérée dans ses transports, remplit avec plus d'exactitude les vœux de la nature. Mais, si l'on parvient jamais à concevoir qu'il faut des rapports et des convenances physiques dans le mariage, on se gardera bien d'unir un homme bilieux avec une femme du même tempérament, c'est-à-dire avec la plus ardente de toutes les femmes. Nous ne dirons pas que leurs plaisirs n'auront rien de piquant ; mais est-ce seulement pour jouir que les sens s'épanchent dans le sein de la volupté ? Dans une union semblable, les transports se suivent rapidement, une flamme dévorante rallume sans cesse les feux de l'amour ; la force de l'imagination, aidée par celle d'un tempéramment robuste élève le couple... heureux ! mais il ne le sera pas toujours heureux ; car on verra bientôt une vieillesse prématurée engourdir et même anéantir la source du plaisir.

3. TEMPÉRAMENT MÉLANCOLIQUE. — On chercherait presque toujours inutilement la constitution mélancolique parmi les enfants,

surtout à la campagne, et de même chez les vieillards ; elle se manifeste avec toute sa force à 20 ou 30 ans et les mélancoliques ne vivent jamais vieux. Ce tempéramment peut-être considéré comme *acquisitif*, puisqu'on ne le trouve guère dans les campagnes ; les villes peu considérables n'en fournissent pas beaucoup d'exemples, mais on en rencontre à chaque pas dans les grandes cités.

Ils sont aisés à reconnaître, en moyenne leur stature est grande, leurs cheveux sont bruns ou noirs, leur visage allongé ; leurs yeux grands et langoureux dans la jeunesse, deviennent sombres dans un âge avancé, leurs joues sèches, enfoncées, sont recouvertes d'une peau rude, brûlée, noirâtre et quelquefois jaunie. Leur corps est grêle, leurs jambes et leurs cuisses menues, leurs bras et leurs doigts effilés. Les hommes de ce tempérament sont laids de visage, quoiqu'ils aient été beaux dans leur enfance, ils paraissent tels dans l'âge mûr à cause de leur maigreur et la couleur de la peau.

L'homme mélancolique est un dangereux séducteur auprès des femmes, parce qu'il possède au suprême degré l'art de faire illusion. Il a le ton persuasif et réussit presque toujours grâce à la puissance de son imagination. Il ne la dirige pas toujours vers les plaisirs ; les entreprises, les conquêtes, qui paraissent surpasser les forces humaines sont de son ressort.

Ces hommes ne dirigent leur imagination vers l'amour, que dans les intervalles que leur laissent des projets qui à leurs yeux, sont d'une plus grande importance ; mais si cette passion les occupe sérieusement, ils abandonnent alors leurs autres idées, pour ne s'occuper que de l'objet qui les enflamme ; ils deviennent plus que jamais sombres, difficiles, rêveurs, inquiets, craintifs, méfiants, timides, jaloux, furieux... On sait, par des exemples terribles, jusqu'à quel point le mélancolique amoureux et irrité peut pousser le désespoir.

L'ardeur de l'imagination des mélancoliques ne suffit pas pour les rendre *habiles*

à la propagation de l'espèce; il faut aussi
que les fonctions naturelles se fassent sans
trop d'irrégularité et c'est précisément ce
qui se trouve assez rare chez les hommes
de ce tempéramment. Tout paraît en désac-
cord dans leur économie animale. Les mouvements du cœur sont inégaux; presque
toujours affamés, ils sont très peu attentifs
sur la quantité d'aliments qui leur convient,
aujourd'hui trop, demain pas assez, ils n'ont
pas d'autre régime, aussi leurs déjections, la
transpiration sont dans une irrégularité
constante.

Le moral correspond au physique. Le
mélancolique veut et ne veut pas d'un jour
à l'autre, mais attaché opiniâtrement à sa
volonté, il est excessif dans ses sentiments.
Le même objet se peint différemment à ses
yeux, selon qu'il est affecté, et ce qui opère
en lui ce changement sera l'effet d'un dé-
rangement dans ses fonctions naturelles
plutôt que celui du raisonnement et de la
réflexion.

Il serait téméraire de conseiller le mariage à deux êtres de ce tempérament, les enfants qui en naîtraient se ressentiraient tôt ou tard des vices des auteurs de leur existence. Il vaudrait mieux donner au mélancolique une femme sanguine. La différence des caractères, si elle ne s'évanouit pas peu à peu, diminuera sensiblement ; celui de la femme d'humeur enjouée, liante, rendra la gaîté dans la famille, corrigera le caractère sombre du mari et ramènera la joie au foyer.

4. — TEMPÉRAMENT PHLEGMATIQUE. — Chez l'homme de ce tempérament se reconnaît la nature défaillante. Il a la taille avantageuse cependant, mais ses chairs sont lâches, molles, couvertes de graisse ; elles sont blanches, garnies d'une petite quantité de poils blonds et fins ; son visage pâle, rond est souvent bouffi. Ses yeux bleus et grands devraient animer sa physionomie et lui donner de l'expression, mais ils sont éteints, humbles, languissants. Des lèvres pâles et décolorées, des vaisseaux très fins,

dans lesquels circule lentement un fluide dont les principes paraissent désunis; enfin un corps faible, incapable de supporter des travaux fatigants.

Incapable d'exécuter les mouvements qui annoncent la force, le phlegmatique est aussi nul dans le génie inventif. Le moral correspond au physique, fort heureusement, car des sensations vives, une imagination ardente, porteraient le trouble dans la machine et détruiraient des organes trop faibles pour y résister. Cet homme ne connaît guère ces passions fortes, qui émeuvent, excitent, soulèvent, enflamment les esprits. Il reçoit volontiers l'impression qu'on lui donne, mais elle l'échauffe rarement. Ce défaut de sensibilité et d'activité lui rend l'imagination froide, la mémoire débile; mais son caractère doux, affable, paisible, en un mot son indolence, ne le rend point à charge à la société..... Il l'est peut-être à la nature, car elle n'a point répandu les hommes sur la terre avec le germe de la mélancolie, et du tempérament phlegmatique... Dépravation des mœurs! luxe! mollesse! c'est là votre ouvrage!

Les appétits sexuels semblent être émoussés chez les phlegmatiques, les plaisirs de l'amour les affectent peu ; les femmes de ce tempérament ont fort peu de penchants pour les hommes, la continence chez les sexes n'est pas une vertu. L'homme est souvent incapable de féconder, lorsque tout au contraire la femme est très féconde, surtout si elle est unie avec un homme d'un tempérament opposé.

5. LE TEMPÉRAMENT *par rapport au célibat.* — Ocellus Lucanus a tracé le plan d'un tribunal dont les fonctions seraient d'examiner les alliances qui pourraient être utiles ou nuisibles au public. Il aurait voulu qu'on évitât les mariages imparfaits, c'est-à-dire ceux qui se contractent entre des personnes d'un tempérament faible ou dans un âge trop tendre..... L'idée était certainement louable, que ne pourrait-on pas espérer pour la perfection de l'espèce

humaine, si aux objets intéressants qui seraient du ressort de ce tribunal, on y ajoutait le droit de connaître la véritable vocation des personnes qui se destinent au célibat ?

Des parents qui décident et font tout plier aux préjugés ne voient, ou du moins feignent de ne voir que ce qui s'accorde avec leurs vues... On s'en rapporte encore à un Directeur! Eh! peut-il pénétrer toujours les motifs d'une retraite que l'on croit nécessaire? Peut-il, doit-il même entrer dans un examen pour lequel il n'a point les connaissances requises ?

Un médecin habile y est souvent embarrassé !

Une maison religieuse comme on n'en voit plus, est celle à la tête de laquelle était une de ces femmes vertueuses qui ne croient pas adoucir leur joug en le faisant partager, consultait un médecin sur les jeunes personnes qui se destinaient à la vie religieuse. Tandis que de son côté elle étudiait le caractère des novices, l'habile homme qui méritait sa confiance et dont la probité égalait les lumières, s'attachait à en découvrir la constitution dominante. Ce ne fut jamais infructueusement que ces deux personnes s'occupèrent du soin de séparer du monde, ou d'y réunir des jeunes filles qu'on présentait au monastère.

Que n'agit-on de même dans les maisons religieuses aujourd'hui ! Mille exemples prouvent rigoureusement que le tempéramment contraint, étouffé pendant quelques temps, ne peut jamais être anéanti, quoiqu'il soit possible d'en adoucir la trop grande vigueur. « Pourquoi, s'écrie le naturaliste Bonnet, pourquoi les passions, qui ont leur source dans le tempérament sont-elles si difficiles à maîtriser ? Elles tiennent fortement à la machine et par la machine à l'âme. Les passions se nourrissent donc, croissent et se fortifient comme les fibres qui en sont le siège. Connaissez donc votre tempérament ; s'il est vicieux, vous le corrigerez, non en vous efforçant de le détruire ; *vous détruiriez la machine elle-même!*

En consultant les écrits où sont consignées les vies des hommes, que la religion révère, n'a-t-on pas lieu d'être surpris de voir que des anachorètes, éloignés les uns des autres, les forces du corps presque anéanties sous le poids des devoirs qu'ils s'imposent, des hommes morts à la terre, étaient, malgré l'austérité de leur vie, tourmentés par les aiguillons de la chair ?

Hippocrate, dans son livre *Des maladies des vierges*, parle des accidents occasionnés par la rétention du fluide séminal.

Gallien rapporte également à cette rétention nombre de maladies, dont il fait connaître par des observations frappantes, les suites funestes dans des sujets d'un tempérament essentiellement énergique.

Le Dr Jacques a donné une thèse dans laquelle il cite beaucoup de maladies produites par la privation des plaisirs vénériens.

Zindel a publié une dissertation dans laquelle il rassemble de fréquentes observations, sur le même sujet.

Le Dr Sauvage a traité des dangers de la privation des plaisirs de l'amour dans la vie claustrale.

VI

L'HOMME DANS LE MARIAGE

Arrivé à la maturité procréatrice, l'homme est attiré vers la femme par un penchant irrésistible. Toutes ses aspirations semblent alors converger vers ce but, c'est une crise véritable de l'esprit et du corps qui se prépare et le mariage est la solution la plus naturelle et la plus morale en même temps qu'elle est la plus favorable à la société et à l'individu.

Si l'acte sexuel n'est pas absolument indispensable à la santé, il n'en est pas moins

vrai qu'il exalte la vie et constitue un besoin réel pour l'individu.

Pour contracter mariage, il faut rigoureusement que l'accroissement soit complet,
que les organes de la reproduction soient
exempts de tout vice de conformation qui
pourrait s'opposer à l'accomplissement de
l'acte vénérien. Les prescriptions de la loi
française accordent à l'homme le droit de
mariage à 18 ans révolus et à la femme
à 15. Ces minima sont beaucoup trop bas;
à cette époque de la vie la formation de la
vie n'est pas toujours terminée.

L'influence qu'exerce l'âge sur la fécondité a été l'objet de recherches de statisti-
ciens; elles ont conduit aux observations
suivantes : 1° les mariages trop précoces
sont souvent frappés de stérilité; ou s'il
naît des enfants, ils ont moins chance de
vie :

2° Un mariage, s'il est fécond, à quel-
qu'âge qu'il ait lieu, produira un nombre
égal de naissances, pourvu que cet âge demeure dans les limites extrêmes d'environ

33 ans pour l'homme et de 26 pour la femme.

Après cet âge le nombre des enfants diminue.

3° S'il s'agit à présent des âges respectifs des époux, on trouvera que les mariages les plus productifs sont ceux où le mari a au moins l'âge de la femme, ou un âge plus avancé, sans toutefois l'excéder notablement.

Les mariages tardifs, ont comme les précoces, de sérieux inconvénients. Quoique un homme puisse secréter du sperme à un âge même très avancé, et que ce liquide puisse contenir des spermatozoïdes, il ne s'ensuit pas moins que ce sperme ne possède pas toutes ses qualités fécondantes. En général la déchéance commence pour l'homme à partir de 55 à 60 ans.

A 60 ans un homme peut certainement avoir des enfants, mais ils ne peuvent être que malingres et chétifs.

On a dit vulgairement que « l'homme ne vit pas rien que de pain » ce qui signi-

fie qu'il n'a pas seulement des besoins physiques, mais encore des besoins intellectuels et moraux qui demandent aussi bien
et non moins impérieusement à être satisfaits. Cette satisfaction pousse l'homme à la
recherche du beau et du bon, dans tout ce
qu'il façonne, c'est la perfection qu'il se
propose. Il en est de même en amour. Le
plaisir charnel devient bientôt pour lui une
source de dégoût. L'amour, aussitôt qu'il
s'est terminé et fixé par le mariage, tend à
s'affranchir de la tyrannie des organes dont
l'homme est averti dès les premiers jours
par la tiédeur de ses sens et sur laquelle
tant de gens se font si misérablement illusion : « *Le mariage est le tombeau de l'a-
mour* ». Or voici ce que dit Prudhon :

« Le peuple, dont le langage est toujours
concret, a entendu ici, par amour, la violence du prurit, le feu du sang ; c'est cet
amour entièrement physique, qui, suivant
le proverbe, s'éteint dans le mariage. Le
peuple, dans sa chasteté native et sa déli-
catesses infinie, n'a pas voulu révéler le se-

cret de la couche nuptiale; il a laissé à la sagesse de chacun, le soin de pénétrer le mystère et de faire son profit de l'avertissement. Il savait pourtant que le véritable amour commence à cette mort, que c'est un effet nécessaire du mariage que la galanterie se change en culte, que tout mari, quelque mine qu'il fasse, est, au fond de l'âme, idolâtre; que s''il y a conspiration ostensible entre les hommes pour secouer le joug du sexe, il y a convention tacite pour l'adorer; que la faiblesse seule de la femme oblige de temps à autre l'homme à ressaisir l'empire; que sauf ces rares exceptions, la femme est souveraine; et que là est le principe de la tendresse et de l'harmonie conjugales. »

Quelle doit être la conduite de l'époux à la première nuit de noce? Son rôle est en vérité assez embarrassant et même difficile; il importe de savoir que ce premier contact de la chair est ordinairement douloureux, un obstacle sépare les deux époux dans leurs premières effusions, c'est l'*hymen*,

cette membrane interposée entre le vagin
et la vulve. Le premier rapport doit rom-
pre cet organe et cette rupture est ordinairement sanglante. Cette première épreuve
est toujours pénible pour la femme qui souvent n'en soupçonne pas toute l'intimité,
lui cause, pour peu qu'elle soit nerveuse et
délicate, une impression violente.

« Quelle image de l'amour, dit M. Le-
gouvé, va se graver dans son esprit? Il en
est à qui cette sauvage prise de possession
a inspiré une telle horreur qu'elles en sont
restées presque frappées d'incurables souffrances et que ce souvenir seul éloigne de
leur mari. »

Quelles que soient les péripéties de l'en-
trée en relations, l'homme doit y apporter
les plus grandes précautions.

L'impétuosité et la brutalité ne sont pas
de mise dans le premier rapprochement.

L'homme doit donc initier lentement,
progressivement sa femme, au nouveau rôle
qu'elle ignore et qu'elle doit remplir, à la
pratique du mariage. Il ne doit pas oublier

que de cette première nuit, ses sens et son esprit garderont peut-être un souvenir qui ne s'effacera plus. Il dépend du mari que ce souvenir soit bon ou mauvais.

Une fougue maritale trop impétueuse peut avoir pour la jeune femme des inconvénients fort graves; le contenant étant pour le moment d'un diamètre très étroit par rapport au contenu, des déchirures profondes, ou des inflammations longues et douloureuses peuvent résulter d'une introduction faite avec trop de précipitation. Les tentatives modérées, au contraire, se succèdent, se modifient, et l'éducation finit par se faire sans que l'inexpérience blesse personne, sans que l'échec nuise à l'amour.

Le Dr Marin s'écrie avec juste raison :

« Mais à quoi prétendent-ils donc, ces maris ardents, pleins de *furià?* — A l'accord de deux âmes au clair de lune ? Pareille communion s'arrangerait mal d'un tel emportement. A la satisfaction matérielle du sixième de leurs sens? Ils l'ont pour la plupart goûtée vingt et cent fois déjà, sans que leurs transports fussent aussi excellents. Mais ce qu'ils cherchent, vous le savez comme moi, ils veulent cueillir la fleur virginale qui ne repousse pas; leur bonheur vient de la rupture de ce lambeau membraneux que les médecins nomment hymen, et dont l'intégrité, pensent-ils, témoigne de la pureté de celle qu'ils ont épousée. »

Or aujourd'hui il est prouvé qu'une femme peut parfaitement avoir pratiqué le coït, même plusieurs fois, sans que l'hymen se rompe.

Dans le mariage, le désir charnel naît naturellement de cette vie commune, de cette cohabitation intime et réclame impérieusement sa satisfaction. Mais cette satisfaction des sens doit être réciproque, ou tout au moins ne doit pas être obtenue au prix d'une contrainte ou au détriment de la paix conjugale. La fin du mariage s'obtient toujours par les procédés doux, aimables, insinuants et non par des manières autoritaires.

Entre époux le respect est nécessaire, les

rapprochements conjugaux ne doivent pas être trop fréquents pour ne pas lasser les sens et rendre l'amour aussi fastidieux que possible. La sécrétion spermatique se fait lentement et une fois les vésicules séminales vides, elles ne se remplissent jamais qu'au bout d'un certain nombre d'heures. C'est pour cette raison que le coït ne doit pas être pratiqué plusieurs fois à de trop faibles intervalles. L'hygiène apprend aussi que le coït court et vigoureux est toujours le meilleur.

La fréquence des rapports sexuels dépend de conditions multiples : du tempéramment de l'âge, des appétits naturels et souvent de l'ancienneté du mariage. Au début la fréquence de l'acte est en quelque sorte forcée, plus tard elle est moins nécessaire.

Tout homme sage devrait se contenter en temps ordinaire de 7 ou 8 rapports par mois. Les hommes sont naturellement portés aux excès, et il est bon de conseiller la modération, sans aller toutefois aux prescriptions trop rigides que les anciens préconisaient en cette matière : Hippocrate autorisait le coït une fois par semaine, Solon, tous les dix jours. Il est permis de dire que les rapports quotidiens doivent être considérés comme des excès dangereux. Les abus vénériens brisent les forces et sont la source de maux irrémédiables.

Il en est de même de la continence, celle-la est surtout l'écueil de tout homme aux prises avec la tentation de la chair. C'est le grand danger de la vie conjugale. Chacun des époux se doit le devoir, et nul ne saurait le refuser sans froisser l'autre.

Pour maintenir la santé, non seulement dans les appareils générateurs, mais encore dans toute l'économie animale, il est nécessaire que l'acte génital soit accompli le plus naturellement possible.

Lorsque, par suite d'abus, d'actes trop fréquents ou trop prolongés, de frottements trop répétés et suivis de la *perte de la semence*, les organes de la femme restent secs après le coït, ils s'enflamment, ils donnent naissance à des produits, à des sécrétions supplémentaires destinées à remplacer le fluide normal qui leur fait défaut. La nature fait naître, pour les besoins du moment, des exsudations, afin de favoriser le glissement des parties. Elles servent non seulement pour le vagin, mais aussi pour le compte de l'organe correspondant, dont toute la surface doit être baignée. Lorsqu'il y a exagération dans les fonctions, les sécrétions la suivent et deviennent à leur tour exagérées. Alors elles épuisent la femme, et même une fois l'habitude prise, elles se continuent à l'état de repos.

L'épouse privée de sperme ne ressent plus après le coït, que de la lassitude et de la fatigue de l'acte générateur, au lieu de ce sentiment de bien être, issu d'une fonction régulière et régulièrement remplie.

En portant atteinte au service naturel de la fonction, on fait appel à une réaction que la nature est toujours prête à opérer, pour relever l'équilibre affaissé, rompu ; et elle y pourvoit aux dépens de la propre substance du sujet, c'est-à-dire à son préjudice. Rien ne saurait remplacer, chez la femme, le fluide spermatique, et pour l'homme, les mucosités vaginales, dans l'accomplissement des fonctions génitales.

Sous l'influence de procédés extra-naturels, souvent renouvelés, la nature se lasse et le sujet s'épuise. Alors viennent l'altération des muqueuses, les désordres du système nerveux et les maladies organiques.

La perte de la semence doit être considérée comme très funeste et tous les moyens qui tendent à en priver les parties internes de la femme sont absolument pernicieux.

L'acte incomplet est de tous les abus, le plus grave, en ce qu'il compromet la santé des deux époux

L'excès du coït est néfaste, la manière irrégulière de l'accomplir peut l'aggraver encore.

L'imagination joue un certain rôle dans la fatigue sexuelle et dans l'ébranlement de l'excitation qu'elle apporte aux organes et à leur tension. Rien ne fatigue, rien n'use autant que la tension incessante des idées fixées sur le désir vénérien.

Mais cependant, il est une chose plus nuisible encore, c'est l'acte incomplet. Chez l'homme, l'acte génésique, accompli normalement et complètement, laisse à la suite un état de bien être, comparable à celui qui résulte d'un besoin impérieux. A l'ébranlement nerveux le plus formidable succède bientôt un calme parfait, et aux dispositions d'esprit les plus sombres, une tendance à la gaîté et à l'expansion du cœur. Au contraire quand la fonction a été interrompue par un calcul préalable, l'érotisme persiste, accompagné d'abattement et de fatigue, et surtout d'une teinte marquée de tristesse.

Le genre de fraude qui est le plus en usage est celui employé jadis par Onan, et qui consiste à l'émission du sperme en dehors des organes de la femme, après un acte par conséquent incomplet.

Vient ensuite le coït vulvaire, c'est-à-dire, par lequel l'acte se termine par un retrait de la verge, à l'ouverture de la fente vulvaire ; cet acte est certainement le moins sûr, car il suffit de quelques gouttes de sperme pour opérer la fécondation, fussent-elles déposées seulement sur les lèvres de la vulve.

Les pratiques frauduleuses portent atteinte aussi bien à la santé qu'à l'esprit moral, elles déterminent le goût à la débauche et conséquemment l'inconstance et l'infidélité.

L'homme ne recherche plus les plaisirs naturels qu'il peut goûter près de sa femme légitime, il lui faut des jouissances relevées et imprévues.

En général le fraudeur est égoïste et paresseux, par cette raison qu'il ne veut pas se donner l'embarras d'élever de nombreux enfants afin de pouvoir plus à son aise jouir de la vie. Les rapprochements frauduleux entre conjoints ont souvent pour résultat des perturbations profondes dans les ménages.

Le Dr Bergeret cite quelques curieux exemples de ces cas. « Une femme vient me montrer des chancres à la vulve, connaissant son mari pour un homme d'une conduite irréprochable, très sérieux, occupé tout entier aux devoirs de sa profession, je lui dis qu'il est impossible qu'elle ait reçu de lui un pareil présent. Elle en convient sans peine, et, comme pour s'excuser de se trouver en si piteux état, elle accuse son mari d'être un homme qui ne pense qu'à lui, qui dans ses rapports conjugaux se satisfait avec une rapidité désolante, sans aucun préambule caressant, et la quitte aussitôt après, comme s'il elle n'y était pour rien, et lorsqu'elle a eu à peine de son côté le temps de commencer.

Qu'on se figure l'humiliation que doit ressentir une femme que son mari quitte au milieu de l'orgasme inassouvi !

Cette femme raconte qu'elle a fini par se montrer sensible aux avances que lui a faites certain amoureux à beaux et grands sentiments, un vrai Céladon un héros de l'Astrée, et que c'est lui qui lui a donné des chancres.

Après avoir eu deux enfants au début de son mariage, elle m'avoua que son mari fraudait; elle ajouta ces mots qui me frappèrent beaucoup. — Oh! Monsieur, s'il n'avait jamais fraudé et qu'il m'eût fait un enfant tous les deux ou trois ans, ces enfants m'aurait occupée, et je ne me serais jamais dérangée. »

Voici du même auteur, une autre observation. « Jeune femme de 24 ans. La figure rayonne de candeur et de bons sentiments; elle vient se plaindre de névralgies cruelles dans la tête, de gastralgies, d'un état de langueur qui lui est très pénible. Son air profondément triste me fait soupçonner que des causes morales ont dû contribuer à déranger sa santé. Je la presse de questions.

Elle me dit qu'elle a un enfant de trois ans et finit par m'avouer que son mari fraude pour ne pas en avoir. Ces fraudes la dégoûtent, dit-elle; elle sent que, si elle avait un autre enfant, celui-ci remplirait son existence. Depuis que le premier

n'exige plus les soins continuels du premier âge et qu'il pourrait faire place à un
autre dans ses bras, elle dit qu'elle éprouve
un sentiment qu'elle a peine à avouer, c'est
que son enfant l'ennuie. Aussi, se montre-
t-elle ravie, quand je lui annonce que je
vais ordonner à son mari de mettre un
terme à ses fraudes. »

Beaucoup de maris jeunes, désirant ne
pas avoir d'enfant au début de leur union,
pratiquent journellement la fraude, afin de
jouir du bon temps et se proposent d'avoir
des rejetons plus tard, mais ils comptent
sans les maladies si nombreuses qu'engendrent leurs funestes résolutions. De plus il
s'est vu des maris fraudeurs devenir jaloux
en présence d'une grossesse inattendue et
à laquelle ils se croyaient parfaitement
étrangers, maltraiter leur femme et l'expul-
ser du domicile conjugal.

C'est qu'il est des femmes dont l'aptitude
procréatrice est telle que la moindre quantité de sperme suffit pour les féconder et
qu'alors les maris fraudeurs avaient si bien

cru prendre leurs précautions, qu'ils refusaient de croire à leurs œuvres.

Quelquefois encore, un mari ne se contente pas de satisfaire son désir une fois, il répète peu de temps après un second acte. Or il peut parfaitement arriver qu'une parcelle de sperme, restée dans l'urètre de la verge depuis le premier coït se répande dans le vagin lors de la deuxième approche et suffise pour féconder la femme.

En résumé toutes les manœuvres qu'inventent les passions déréglées pour éviter la conséquence naturelle du rapprochement des sexes, la fécondation, sont funestes.

Les actes qui intéressent le plus la santé, la force, la vie des enfants sont toujours les plus ignorés et les plus soumis à l'inconscience. Créer un être est cependant chose grave, et c'est justement cette action dont dépend la fierté et le bonheur des époux qui est livrée au hasard.

Aussi doit-on instruire les intéressés sur cette grosse question, la science enseigne aujourd'hui d'une façon positive qu'un homme en état d'ivresse peut à cette minute même engendrer un épileptique. C'est donc dire que l'état du père et de la mère peut avoir une influence profonde sur l'organisation et l'évolution du germe, sur la vie de l'enfant à venir. « Il est important que l'on sache, dit le Dr Cazalin, et on doit le savoir : et puisque le mariage a pour sa raison d'être cet enfant et la race qu'il porte en lui et la création d'une famille nouvelle, ce moment si grave mériterait d'être choisi parfois et de ne pas toujours appartenir au hasard, au caprice de l'inconscient, jusqu'ici les seuls ordonnateurs du monde, ce qui en explique l'universel désordre ; et dès lors un homme malade ou affaibli, ou intoxiqué, est un peu comme celui qu'en état de péché mortel, l'Eglise repoussait de la communion...

Oui, créer un être est chose grave ; l'appeler ou le forcer à vivre, à entrer dans un monde où il pourra trouver, du fait ou non de ses ancêtres, la plus lamentable ou la

7.

plus atroce destinée, le créer, mais en le créant lui crever les yeux, car cela parfois est ainsi, ou le rendre impotent, ou infirme, ou difforme, ou imprimer dans son cerveau inconsciemment, je l'admets, parce qu'on est ivre, un tel coup de pouce, une telle marque qu'il en reste à jamais imbécile, idiot ou déséquilibré et dangereux pour tous, et lui-même à charge à lui-même et à tous. »

Ces considérations sont fort justes et en les lisant, on est forcément conduit à s'étonner qu'on n'ait pas songé à suivre l'exemple des éleveurs d'animaux domestiques qui savent scientifiquement comment se créent des sujets sains et robustes et aussi des êtres de race. Il est évident qu'il faudrait préférer et rechercher certains moments pour la procréation, et d'autres qu'il faudrait éviter. Il serait nécessaire d'éviter tous ceux où l'organisme est affaibli par une maladie récente, par une contagion chronique ou aiguë, non guérie encore ou même guérie seulement depuis un temps peu éloigné. Tels sont les cas de convales-

cence de fièvre typhoïde, ou de tout autre
maladie grave, ou bien de la femme profondément anémiée. Le surmenage intel-
lectuel n'est pas moins dangereux. Du
reste, tout surmenage physique ou moral
doit être évité au moment de la conception.

Lycurgue proscrivait le viol le jour du
mariage. Hériode déconseillait le coït au
retour des enterrements de crainte que les
époux ne vinsent à procréer des enfants
tristes et moroses. Gallien conseillait d'en-
tourer le lit des jeunes époux de statues de
Vénus. C'est-à-dire que l'on a cru de tous
temps, que la vigueur morale et physique
de l'enfant venaient directement de celle
qui anime les époux au début de l'œuvre
de chair.

Il est surtout nécessaire de faire de beaux
enfants, pour celà il faut être modéré. Le
Dr Guénaud répondit à Louis XIV qui lui
demandait pour quelle raison les enfants
de la reine naissaient très peu viable :

« Sire, votre majesté n'apporte à madame
la Reine que ses rinçures ! »

Le Dr Lucas a dit que l'état physique et moral de l'enfant était la photographie vivante de ses auteurs prise au moment de la conception et Diderot formulait ce dire : « Je veux que le père et la mère soient sains, qu'ils soient contents, qu'ils aient de la sincérité. et que le moment où ils se disposent à donner l'existence à un enfant, soit celui où ils se sentent le plus satisfaits de la leur. »

VII

L'INSTINCT SEXUEL

Si dans la plupart des actes relatifs à la reproduction, les animaux paraissent n'obéir qu'à un mouvement instinctif, il ne semble pas en être de mêmerchez l'homme qui possède l'intelligence.

« Si, dit le Dr Tiller, nous plaçons en face l'un de l'autre, à l'époque de la puberté deux personnes de sexe différent, que nous supposerons absolument ignorantes l'une et l'autre des faits, et des dispositions anatomiques se rapportant à la génération, nous ne pouvons pas affirmer que l'accouplement aura lieu immédiatement et sans aucune hésitation, comme chez les animaux vierges se rencontrant au moment du rut. Les faits scientifiques observés nous font il est vrai défaut à cet égard, mais chacun peut juger en connaissance de cause du rôle que joue l'éducation et l'enseignement au sujet de l'accouplement, et il faut reconnaître croyons-nous, que l'acte génital, dans les conditions où nous nous plaçons, s'il s'accomplissait à la longue sous l'influence du besoin instinctif, entraînant un sexe vers l'autre, ne s'accomplirait pas, en tout cas, aussi instinctivement que chez les espèces animales. »

Il est évident que, chez l'homme, la sensation qu'il éprouve d'abord pour la femme est plutôt physiologique. Le mâle veut s'accoupler avec la femelle, mais en même temps, il a le désir de posséder en même temps que le corps de celle-ci, ses pensées et son amour.

Le désir de l'accouplement est instinctif,
puisque tout individu vierge lui obéit, de
même que ceux qui se sont déjà accouplés.
Le mâle a besoin de répandre le liquide fé-
condant, la femelle celui de la fécondation
et l'un et l'autre savent instinctivement que
ces besoins sont satisfaits par l'accouplement. La nature a créé des organes spéciaux qui ont pour but unique de rendre le
sentiment du plaisir très vif. L'impression
du sentiment est en général telle, que
parmi toutes les sensations de notre organisme, elle est la plus agréable et la plus
recherchée.

L'adulte qui a déjà éprouvé ce plaisir en
garde un souvenir extrêmement vif et ce
souvenir dans la vie sexuelle intervient
désormais pour l'exciter à l'accouplement.

Si les vierges hommes ou femmes ne peuvent avoir aucune notion de ces jouissances,
ils n'en sont pas moins poussés par l'instinct à s'accoupler dès que leur développement sexuel est arrivé à maturité.

Il est un fait digne de remarque, c'est que

le souvenir des sensations agréables suffit pour faire rechercher l'accouplement, sans que le sentiment de l'affectabilité y soit pour rien; la recherche des sexes peut avoir lieu sous le désir seul de retrouver ces sensations, c'est ainsi que la prostitution en démontre la réalité.

A quel point de vue que l'on se place au sujet du désir de la possession, les faits démontrent que lorsque ce désir est réciproque, l'accouplement a lieu fatalement. L'homme et la femme n'ignorent pas ce qu'il en est à cet égard et quel sera le résultat de l'affection partagée. C'est pourquoi le mâle fera tous ses efforts pour faire naître dans l'esprit de la femelle un sentiment analogue à celui qu'il éprouve; mais il ne faudrait pas croire que les preuves d'affection que demande l'amant à l'amante effacent le désir de l'union sexuelle pour un instant, car il faut remarquer que les caresses et les baisers se rattachent à la copulation elle-même.

L'accouplement étant accompli, l'amant

et l'amante recherchent à se procurer le plus souvent possible les sensations éprouvées, car à l'affection réelle se mêlera toujours le souvenir du plaisir, du mouvement ressenti, quelles que soient l'énergie et la puissance de l'amour, elle ne suffit pas à elle seule pour satisfaire le couple. Si, par suite de circonstances, l'accouplement ne pouvait avoir lieu on verrait rapidement le désir diminuer et disparaître. Il en est de même lorsque la possession a donné satisfaction au désir, comme aussi il arrive très souvent que même après une affection très vive, lorsque l'accouplement a eu lieu, l'amour se change subitement en aversion. Ce résultat est dû à ce que l'idéal physique n'a pas été à la hauteur de ce que le couple attendait.

Le besoin d'accouplement est d'ordinaire plus impérieux chez le mâle et plus complet que chez la femelle, celle-ci obéit moins facilement que l'homme aux impulsions sexuelles, ce qui tendrait à prouver que l'amour joue chez elle, un rôle plus important. Seulement il faut envisager la question de pudeur et de réserve, ainsi que le prix qu'elle attache à la chasteté, peut nous induire en erreur sur le sentiment vrai de la femme à cet égard.

Nous avons parlé à l'article Ephèbe du premier accouplement de l'homme à peine pubère avec une femme déflorée, nous dirons ici quelques mots du cas où l'adolescent vierge perd sa virginité avec une femelle vierge elle-même, nous trouverons là, l'instinct sexuel dans toute sa simplicité.

On sait que chez les animaux à l'état vierge, et au moment du rut, l'accouplement se fait instinctivement et sans enseignement préalable avec accompagnement de tous les mouvements nécessaires. Chez l'homme c'est aussi simple et si la vue ne peut faciliter beaucoup l'introduction du pénis dans la vulve, le toucher qui fait défaut chez la bête, lui est ici très utile.

Il n'en est pas moins vrai que chez deux sujets vierges l'acte génital soit accompli sans tâtonnements, mais une fois le contact

des organes établi, les mouvements nécessaires sont absolument instinctifs.

Les sensations, parties des organes génitaux sont les premières qui s'associent avec
le besoin sexuel. C'est grâce à cette asso-
ciation que Daphnis finit par savoir vers
quoi le poussait ce trouble adorable qui
l'envahissait en présence de Chloé, et il est
probable qu'il n'aurait pas eu besoin de
l'initiation que lui professa Lycénion.
L'instinct sexuel est toujours précoce, il
apparaît même avant l'état de maturité des
organes.

Si les enfants sont très jeunes, la sexualité intervient à peine, l'instinct de reproduction étant lui même, presque complètement absent. Ayant reçu ou surpris les le-
çons d'individus plus âgés, les enfants
agissent par esprit d'initiation et l'accouplement est souvent incomplet, car les organes n'ont pas encore atteint un développement définitif. Les sensations sont elles-
mêmes imparfaites, et en tout cas, celles
que peut procurer l'amour sont totalement

absentes dans ces unions hâtives, ce qui prouverait encore une fois que l'accouplement peut s'accomplir sans que l'affection intervienne.

A l'âge de la puberté, et poussé par l'instinct sexuel qui l'entraîne invinciblement, le jeune garçon recherche la société de la femme, ce n'est pas vers une femme en particulier, c'est vers toutes ; mais il se présente en général à l'acte sexuel avec un singulier état d'esprit, cet acte lui a été présenté, soit ouvertement, soit tacitement, comme une faute contre les mœurs, et contre les lois religieuses, sa pudeur est aussi mise à l'épreuve, la fausse honte de paraître ignorant de certains détails que dans son amour propre viril il veut avoir l'air de savoir, le rend timide et craintif ; c'est donc avec hésitation qu'il aborde l'inconnu. Beaucoup d'adolescents connaisent déjà une jouissance analogue à celle de l'accouplement, jouissance trouvée dans l'onanisme, dont on peut faire remonter l'origine à l'instinct sexuel lui-même.

On a dit que les *querelles de ménage cessent sur l'oreiller*, c'est reconnaître les heureuses modifications que la satisfaction du besoin génital imprime au caractère.

L'action du besoin génésique sur les facultés intellectuelles est si vrai que le plus grand nombre de cas de folie, de suicides et d'homicides sont dus à cette cause. C'est aussi sous la même influence que se commettent l'inceste, le viol, l'adultère et les attentats à la pudeur. C'est pour cette raison que dans la société civile on tolère la prostitution.

Montaigne dit : « De là, avoue, disent d'aucuns, que d'oster les bordels publiques, c'est non senlement espandre partout la paillardise qui estait assignée à ces lieux-là, mais encore inguillonner les hommes à ce vice par la maloyance. »

L'appétit vénérien est sollicité par des causes physiologiques et psychiques.

Les premières proviennent toutes plus ou moins directement de la fonction génitale.

La cause la plus naturelle chez l'homme

c'est l'accumulation de la semence dans les vésicules ; ce phénomène détermine le besoin d'épancher au dehors le sperme, de même que le besoin d'uriner se fait sentir quand la vessie est pleine.

Il y a encore la stimulation des sens sur l'appétit vénérien ; ainsi les charmes de la beauté, les nudités, les tableaux obscènes, les lectures érotiques, les propos lascifs excitent les organes génitaux à la recherche de la satisfaction.

Le siège de l'appétit vénérien réside dans le cerveau, ceci explique la persistance des désirs sexuels chez les eunuques, châtrés à l'âge adulte. Saint-Benoît comparait spirituellement les mutilés à des bœufs, qui ont été privés de leurs cornes, mais qui peuvent encore donner des coups de tête.

Le sens génital s'éveille à la puberté, c'est à cet âge que le Talmud appelle *l'âge du devoir*, et s'éteint à la vieillesse.

Au dire de Champion, « le temps le plus convenant à la génération est le printemps et le pire est l'automne ». Cela paraît vraisemblable, car c'est dans le mois de mai que l'on observe le plus grand nombre de conceptions, de viols et d'attentats.

Les bons repas excitent à l'appétit vénérien, mais aussi les désirs s'émoussent chez ceux qui prennent ordinairement une nourriture trop abondante. « Un cruel tyran, le ventre, domine toute la nature, dit Michelet, il dompte jusqu'à l'amour. »

Le vin, pris dans une certaine mesure, rend, d'après Pline, « gentil compagnon à l'endroit des dames. » Pris sans mesure, il produit l'effet contraire. Plutarque en fait l'observation : « Ceux qui boivent beaucoup de vin sont lâches à l'acte de la génération et ne sèment rien qui vaille, qui ne soit de bonne trempe pour bien engendrer ; et leurs conjonctions avec les jeunes sont aussi vaines et imparfaites. »

La modération en aliments et en boissons doit être le plus efficace moyen pour conserver l'activité génitale.

Les influences morales sur l'appétit vénérien sont surtout dans l'imagination, celle-ci exalte ou déprime l'énergie amoureuse.

Une femme complètement indifférente à un homme est recherchée avec ardeur par un autre. On voit des femmes ne pouvant subir le contact de certains individus qu'avec la plus grande répulsion.

Le sens génital a ses exagérations morbides. Les personnes atteintes de ces folies, subissent sous leur influence une perversion absolue du sens générique, qui les pousse à des actes de lubricité extraordinaires.

Tel ce garçon de ferme, le jeune Prunier, qui en 1879, viole une vieille femme, la tue à coup de bâton, la jette à la rivière, puis la repêche après son souper, afin d'assouvir à nouveau sa passion sur son cadavre.

En 1827 un cordonnier de la rue de la Tonnellerie, à Paris, nommé Balke, alla chez une fille publique, lui fit prendre un tranchet et lui recommanda, au moment de l'éjaculation d'inciser doucement et en appuyant de plus en plus sur la peau des bourses; — tu ne t'arrêteras, lui dit-il, qu'au moment où je t'en prierai. — La fille fit ce qu'on lui demandait et celui-ci ressentit un si grand plaisir qu'il s'oublia dans son ivresse et que la fille qui allait toujours coupant jusqu'à nouvel ordre, lui divisa entièrement le cordon testiculaire.

Au moyen âge on a vu certains cas d'illusions et d'hallucinations du sens génital qui ont donné lieu à de véritables épidémies de délire érotique. Les conceptions délirantes des possédées de Loudun, les aliénations génésiques de certaines sectes religieuses dont un père de l'Église, Epiphane, raconte les pratiques extraordinaires : — « Après qu'ils se sont prostitués, les uns les autres, ils montrent au jour ce qui est sorti d'eux. Une femme en met dans ses mains ; un homme remplit sa main de l'éjaculation d'un garçon ; et ils disent ensuite a Dieu : — Nous te présentons cette offrande qui est le corps du Christ, — ensuite hommes et femmes avalent le sperme et s'écrient : *C'est la Pâque !* »

La surexcitation de l'appétit vénérien est

de tous les appétits le plus capricieux, le plus irrégulier, le plus soumis aux influences perturbatrices du genre de vie, des occupations, des travaux, des penchants moraux et intellectuels. Cette affection trouble profondément l'économie, conduit à des excès compromettants pour la santé et même pour la vie et prend parfois un caractère d'incestibilité qui menace et la sécurité et les mœurs.

Un sentiment très exagéré de pudeur est une cause morale incompatible avec tout désir voluptueux. « La bru de Pytagore, dit Montaigne, disait que la femme qui se coulche avecque un homme doilt, avecque sa cotte, laisser quand et quand la honte et la reprendre avecque sa cotte ».

Les femmes savent bien que l'appétit vénérien est provoqué pas l'odeur de leur corps d'abord et ensuite par les parfums dont elles ont soin de se charger avec abondance. L'excitation génésique est non seulement produite par l'odeur des sécrétions provenant des organes génitaux, mais encore par celle des sécrétions cutanées. Le D\ Cabanès dit à ce sujet :

« Il est des femmes qui sentent l'ambre, le musc, mais naturellement, telles les blondes cendrées ; d'autres, principalement des femmes aux cheveux châtains, sentent la violette. Agnès Sorel, Diane de Poitiers, Mme de Maintenon, possédaient ce rare privilège. Certaines femmes très brunes à la peau blanche dégagent une odeur d'ébène. »

Le D\ Galopin prétend que « quelques-unes sentent l'ambre et la violette quand le dessous des aisselles est à l'air, chez d'autres, les aisselles répandent une odeur de mouton rôti, dont les chats sont très friands ils dévorent les chemises qui ont été en contact avec ces régions. »

VIII

IMPUISSANCE VIRILE
STÉRILITÉ

1. *Impuissance par défaut d'érection.* —
Les qualités nécessaires pour donner naissance à un individu, ont été accordées à
tous les êtres animés, et jusqu'aux approches de leur dissolution, ils peuvent, s'ils
ont été économes de leurs plaisirs, jouir du
plus beau privilège qu'ait accordé la nature.
Un vieillard qui n'a pas abusé du printemps
de son âge, peut encore offrir quelques sa-
crifices à l'amour; celui au contraire, qui
a accéléré l'instant de la jouissance, qui a

multiplié ses plaisirs en irritant la volupté, est incapable d'en jouir lorsqu'il touche au terme marqué par la nature, pour étendre, communiquer, perpétuer son existence.

C'est en vain qu'un tel homme voudrait réaliser les plaisirs qu'une imagination presque éteinte lui rappelle encore ; c'est en vain qu'il aurait recours à des moyens empyriques ; il doit subir le sort qu'il s'est fait lui-même et renoncer pour toujours à ce qui faisait jadis son bonheur.

Beaucoup ne sont pas si philosophes et cherchent les moyens honteux qu'invente la débauche pour faire illusion à l'impuissance. Tel était Tamerlan, père de cent enfants et vainqueur de cent peuples, qui se faisait fustiger par esprit de débauche, et celui de Pérégrinus dont Lucien nous a laissé l'histoire. Ce cynique porté aux plaisirs de l'amour se fouettait en public et environné d'une foule de peuple, pratiquait sans voile l'action infâme que l'on a si souvent reproché à Diogène.

Coelius Rhodiginus, d'après l'abbé Boileau, a rapporté l'histoire d'un homme qui ne pouvait avoir de jouissance s'il n'était violemment excité par des coups de fouets qui lui mettaient le corps en sang. L'auteur dit aussi ce qu'on peut se procurer de l'amoureux désir au déduit, lorsqu'on se trouve froid à cet égard, en se piquant les parties avec des orties vertes.

Senèque parle d'une courtisane qui réveillait l'amour de son ami, lorsqu'il cessait de l'aimer en ayant recours à la flagellation ; et une jeune fille, aimait d'autant plus éperdument, Cornélius Gallus, qu'elle était rigoureusement fustigée par son père.

Il serait facile de rassembler plusieurs autres observations pour procurer l'efficacité de la flagellation pratique du reste, fort commune de nos jours.

On peut diviser l'impuissance en *habituelle* ou *absolue* et en *accidentelle* ou *passagère*.

Dans la première nous entendons l'état d'un homme, qui depuis sa naissance n'a donné aucune preuve de virilité, la seconde est une cessation subite des signes qui annoncent l'aptitude à la copulation et cette sorte d'impuissance est beaucoup plus commune que la première.

En regardant l'union des sexes, comme un acte purement physique, dégagé de tous les accessoires qui unissent les cœurs, l'amour qui ne mérite plus ce nom, offre peu d'exemples d'impuissance, puisque l'homme ne cherchant qu'à satisfaire l'instinct, tout lui devient égal et que souvent l'impuissance naît du peu de rapport qui existe entre les individus qui sont forcés de s'unir. Semblable aux animaux, il oblige la première femelle qu'il rencontre, non pas à partager ses plaisirs, ce motif ne peut l'animer, mais seulement à céder à la violence des désirs, à l'impétuosité, à la fureur des tempéraments.

L'impuissance, occasionnée par le moral de l'amour, a sa source dans l'imagination ; c'est un malheur pour quelques individus ; mais il résulte de cet empire de l'imagination sur nos plaisirs, un bien général qui comble de félicité les hommes dont le cœur partage la jouissance. C'est une fleur que la nature a jeté sur le plaisir et qui est ornée de couleurs plus ou moins vives, selon que l'âme sert plus ou moins les transports qui l'agitent. Dans une union assortie, où les deux sexes désirent également le moment heureux qui doit les couronner, le plaisir s'offre sous les couleurs les plus belles ; c'est une rose qui se colore peu à peu, qui s'épanouit à la volupté.

D'une alliance cimentée sur les convenances qui n'existent pas dans la nature, d'une union dont les intéressés ne ressentent pas l'allégresse du cœur, il résulte souvent des transports, des extases sombres ou si l'on sent des plaisirs obligés ; de là naît l'indifférence et l'impuissance pour beaucoup.

C'est dans ce cas, que l'amour moral peut occasionner l'impuissance, du moins celle accidentelle : mais il est encore des situations passagères ayant d'autres causes. Tels les cas qui saisissent les hommes, lorsqu'ils veulent essayer leurs forces auprès de femmes débauchées pensionnaires de maisons publiques où l'amour se paye en entrant :

« Ariste a prouvé sa vigueur en amour, lorsque son cœur était d'intelligence avec ses sens; un moment d'ivresse le conduit chez Laïs; elle expose des charmes redoutables, Ariste s'enflamme par les yeux, il va succomber, lorsque l'imagination s'arrête et peignant le vide des plaisirs qui lui sont offerts, Ariste est dans l'impossibilité de consommer un acte dans lequel le cœur ne veut point paraître. Si Ariste est sage, il fuira un objet témoin de sa faiblesse; et dans le sein de l'épouse qui le chérit, il ira reprendre la qualité d'homme. S'il s'obstine à lutiner sa faiblesse, si Laïs en rougissant du peu de succès de son art, y emploie les dernières ressources, Ariste perdant la trace des vrais plaisirs, ne les goûtera plus; ses organes, ne pouvant être émus que par les ressorts qu'emploie la débauche, seront insensibles aux tendres caresses de l'amour. »

On ne peut nier que ce soit l'imagination qui agisse dans ces circonstances, comme dans plusieurs autres; et notre imagination peut être émue par la beauté, la vertu, l'image d'une jouissance extraordinaire; tandis que la laideur, le spectacle du vice, la honte, la crainte, etc., peuvent rendre inutiles les efforts d'un homme qui désire les plaisirs du cœur.

Quoique la débauche soit souvent la principale cause de l'impuissance, elle n'apporte pas beaucoup de changement aux parties extérieures de la génération, elle agit avec force sur celles qui ne sont pas aussi évidentes. Les vaisseaux spermatiques, les vésicules séminales sont affaiblis, relachés; la liqueur prolifique est trop peu abondante, la force d'énergie manque aux muscles érecteurs et aux éjaculateurs; à quoi il faut ajouter une imagination éteinte incapable même de créer des désirs. Ceux-ci, quoi qu'enfantés par l'imagination doivent beaucoup aussi à l'état physique, auquel l'imagination ne supplée jamais. Des hommes, qui dans l'âge de la force n'ont pu constater leur vigueur en goûtant les prémices des plaisirs du mariage, ne manquaient certainement pas de bonne volonté. Il faut s'en prendre aux dérèglements qui ont altéré leur constitution et à l'habitude où ces hommes étaient de rencontrer le plaisir sans le chercher ; habitude qui leur rend impossible l'acte le plus délicat de la volupté.

L'histoire nous a transmis les noms de quelques hommes célèbres par leurs débauches, elle nous apprend aussi leur impuissance, lorsqu'ils ont eu à lutter contre la virginité.

Théodoric, roi de Bourgogne, fut un vaillant auprès des courtisanes, et ne put jamais consommer son mariage avec Hermanbergue, fille du roi d'Espagne. Amasis, roi d'Egypte épousa Léodice, jeune Grecque remarquable par sa beauté, et lui, qui fut toujours *gentil compagnon* partout ailleurs, se trouva, dit Montaigne, fort court à jouir d'elle.

Est-il besoin d'ouvrir les archives de l'histoire pour y trouver des exemples de la faiblesse des hommes? En jetant un coup d'œil sur la société actuelle, on ne verra que trop de preuves de la dégénération de l'espèce.

Une espèce d'impuissance différente de celle dont nous venons de parler, du moins dont la cause n'est pas la même, quoiqu'il en résulte un effet semblable, est celle occasionnée par un excès de désirs amoureux. Un amant après avoir désiré ardemment la jouissance de sa maîtresse, se trouve, dans l'instant où il voit ses espérances aboutir, incapable de goûter son bonheur. Il n'y a point de remède à faire pour cette infirmité accidentelle ; ne pas se rebuter, en ne perdant pas la confiance que l'on doit avoir en des organes qui jusqu'alors n'ont pas démenti leur désignation ; essayer peu à peu de calmer le désordre de l'imagination trop exaltée, voilà ce que l'on peut prescrire dans cette situation délicate.

« Les maris, dit Montaigne, le temps

étant tout leur, ne doivent ni presser, ni tenter leur entreprise, s'ils ne sont prêts. Et vaut mieux faillir indécemment à exténuer la couche nuptiale..... que de tomber en une perpétuelle misère, que s'estre estonné et désespéré du premier refus... Avant la possession prime, le patient se doit à saillies en divers temps, légèrement essayer et offrir, sans se piquer et s'opiniâtrer, à se convaincre définitivement soi-même. »

On a des exemples singuliers d'une impuissance, qui pour avoir quelques rapports avec les autres en diffère essentiellement. Elle n'est qu'accidentelle et la cure en est facile, ainsi qu'on peut le voir dans l'observation suivante, dûe au Dr Cockburn, d'Edimburg.

« Un noble Vénitien épousa, à l'âge où l'amour favorise un homme avec complaisance, une jeune demoiselle avec laquelle il se comporta vigoureusement, mais l'essentiel manquait à son bonheur, tout annonçait dans ses transports le moment de

l'extase et le plaisir qu'il croyait goûter
s'échappait.

L'illusion lui était plus favorable que la
réalité, puisque les songes qui succédaient
à ses efforts impuissants, le réveillaient
par des sensations délicieuses, dont les
suites n'étaient pas équivoques sur sa capacité. Cet époux malheureux, rassuré sur son
état, voulait-il prouver efficacement sa
puissance et réaliser ses plaisirs ? Il en pro-
curait sans pouvoir les partager; en un
mot, l'érection la plus forte, n'était pas accompagnée de ce jaillissement précieux qui
fait connaître toute l'étendue de la volupté.
On fit inutilement plusieurs remèdes pour
procurer des plaisirs, à un homme qui méritait de les connaître « les plus fameux
médecins furent consultés, mais en vain. »
J'attribuai cette impuissance à la trop
grande vigueur de l'érection, qui bouchait
le canal de l'urètre avec tant de force,
qu'elle ne pouvait être surmontée par les
moyens qui obligent la semence à sortir
des vésicules séminales; au lieu que cette

pression étant moins forte dans les songes, l'évacuation se faisait avec plus de liberté. La méthode curative fut heureuse, car quelques évacuations secondées de régime, y satisfirent entièrement. » (Voir asperma- tisme aux fonctions génitales).

L'usage du congrès en matière d'impuis- sance qui se pratiquait vers la fin du XVIIe siècle est assez curieuse à rapporter. Il est étonnant, jusqu'à quel point on était pré- venu que cette preuve était la seule admis- sible pour constater irrévocablement les attributs physiques de l'homme; tandis que l'expérience démontrait au contraire, que le congrès était ce qu'il y avait de moins cer- tain pour découvrir la vérité.

Une femme, pour trouver un prétexte de divorce, n'avait qu'à accuser son mari d'im- puissance; on ordonnait alors l'épreuve du congrès, c'est-à-dire, d'abord l'examen des parties; si le rapport des médecins, chirur- giens, matrones portait que ces parties étaient en *bon état de nature*, on ordonnait l'épreuve; si au contraire, les organes péchaient dans quelques circonstances, on ordonnait toujours l'acte devant témoins.

En voici un exemple :

Le 2 avril 1653, René de Cordouan, chevalier, marquis de Langey, majeur de 25 ans, épousa demoiselle Marie de Saint-Simon de Courtomer, âgée de 14 ans. Les commencements de ce mariage furent heureux, la plus parfaite intelligence régna dans ce ménage durant quatre années entières. Ce fut en 1657 que la dame de Langey accusa son mari d'impuissance. Elle porta plainte devant la juridiction civile du Chatelet, qui nomma des experts pour visiter les parties. Les parties furent reconnues parfaitement conformes à la nature. La dame, prétendit alors que si elle n'était plus vierge, c'était par les entreprises brutales d'un impuissant et par *l'effort d'un amour fébrile et furieux, qui met tout en usage pour le satisfaire.* Le sieur de Langey piqué par ce reproche demanda le Congrès.

Cinq médecins, cinq chirurgiens et cinq matrones assistèrent à l'épreuve, pendant laquelle le mari et la femme, couchés dans le même lit, devaient se livrer ou essayer de se livrer à l'acte sexuel.

Il est évident que l'homme environné d'experts attentifs, curieux, imposants, devait se trouver dans l'impossibilité de consommer l'acte, par suite du trouble où il se trouvait ; c'est ce qui arriva au marquis. Le mariage fut déclaré nul. De Langey condamné à rendre la dot, il lui fut défendu de contracter aucun mariage. L'arrêt du parlement permit à la *demoiselle* de Saint-Simon de se pourvoir « ainsi qu'elle aviserait bon être, comme étant entièrement libre de s'engager par d'autres nœuds. »

De Langey protesta et déclara ne pas se reconnaître impuissant et que malgré la défense de se marier, il se pourvoirait par mariage ainsi, et quant il le jugerait à propos.

Mlle de Saint-Simon contracta mariage avec Pierre de Caumont, marquis de Boësle et de ce mariage naquirent trois filles.

De Langey épousa Diane de Montault,
de laquelle il eut 7 enfants !

Cette scandaleuse affaire amena l'aboli-
tion du congrès le 18 février 1677.

L'impuissance par défaut d'érection est
quelquefois naturelle, c'est-à-dire que l'individu, n'a ni désir, ni érection, elle est
toujours liée à un état déplorable de la
constitution, ou tout au moins à un arrêt
du développement de l'appareil génital, de
telle sorte qu'il est assez difficile de dire si
l'impuissance est cause ou effet. Planque
cite un cas d'impuissance naturelle au milieu
de circonstances les plus favorables au coït.
« On n'aurait pas si bien réussi, dit-il,
avec ce stupide impuissant dont parle Hart-
man. Il était fort et robuste, et avait les
testicules fort gros, la verge courte, petite
et flasque, mais il ne connaissait ni érection, ni semence et n'avait jamais eu de sentiment d'amour. »

Ces cas sont fort rares. Un cas bizarre a
été rapporté par le chirurgien Américain
Hammond : « M. M. W., âgé de 33 ans,

homme vigoureux, bien bâti et d'apparence saine, me consulte afin de savoir, dit-il, si quelque chose peut-être tenté pour lui. Il déclare ne jamais avoir éprouvé le moindre désir sexuel, ni la moindre excitation vénérienne, bien qu'il eut tenté à plusieurs reprises de provoquer cette dernière par la fréquentation de femmes de débauche. Mais loin d'obtenir le résultat désiré, il n'aboutissait jusque-là qu'à un phénomène contraire, sa répugnance augmentait et quand il persévérait dans ses efforts, des nausées et des vomissements accompagnés de prostation nerveuse faisaient leur apparition. Il déclara n'avoir jamais pratiqué l'Onanisme, mais qu'il avait eu des émissions séminales nocturnes. Dans un cas, il avait persisté dans sa tentative de copulation malgré l'absence de désirs et les phénomènes mentaux et psychiques se reproduisirent; mais bien qu'il y eût une érection vigoureuse causée par les sollicitations manuelles de la part de la Circé sur qui l'expérience était faite, l'érection se dissipa aussitôt l'intromission tentée. Donc cet homme était apte à éprouver des érections par excitation tactile, mais l'appétit sexuel semblait ne pas s'être développé et en outre, il y avait ce fait remarquable que l'idée de la copulation excitait le dégoût et non le plaisir. Sans cette circonstance, le patient eût sans doute pu exécuter mécaniquement le coït et y eût peut-être éprouvé du plaisir. Il aimait la société des femmes, et aurait désiré vivement avoir un foyer et une femme avec qui il put au moins s'unir d'une façon platonique. Dans son état actuel il sentait que cela était impossible. Je ne vis aucun moyen d'arriver au résultat qu'il désirait. »

Les constitutions faibles et les tempéraments lymphatiques, ainsi que l'inertie native de l'appareil génital, sont des prédispositions à la perte de l'excitation vénérienne ; cependant on la rencontre avec les constitutions les meilleures et les tempéraments les plus robustes. Dans ce cas l'impuissance n'est rattachée ni à des excès, ni à un état maladif, ni à une aberration morale, c'est la névrose génitale.

Dans cet état il y a des nuances, selon que l'organe entre ou n'entre pas en érection; sous l'influence d'excitants étrangers, tels que la chaleur du lit, le décubitus dorsal, la plénitude de la vessie, etc. Ou si des éjaculations se produisent ou non pendant le sommeil, sous l'empire de rêves et avec sensations voluptueuses, en ce cas la névrose n'est pas grave, mais si au contraire il y a absence d'érection et d'éjaculation la paralysie est complète et la sécrétion testiculaire est presque nulle.

Le Dʳ Proulaud dit qu'en dehors des aberrations sexuelles, il est des circonstances qui peuvent détourner momentanément le cours de l'acte copulateur; ici l'érection n'est pas entièrement rebelle à ses excitations naturelles, mais, tantôt après s'être produite plus ou moins parfaitement, elle tombe à la porte même du sanctuaire féminin; tantôt elle se soutient quelques instants dans le vagin et disparaît brusquement. Dans tous ces cas l'éjaculation n'a pas lieu et l'homme est frustré dans un plaisir vivement cherché.

2. — IMPUISSANCE PAR VICE DE CONFORMATION. — Le cas d'absence de la verge est assez rare; le développement excessif de cet organe n'est qu'un cas relatif d'impuissance. Car si la verge est trop grosse et trop longue, cela ne veut pas dire qu'il y ait nécessairement empêchement de coït; mais il est évident que si l'acte doit être, pour les deux sexes, une source de volupté et non de douleur, le but proposé ne sera pas atteint.

Le défaut contraire, c'est à dire la petitesse de la verge ne peut être admis non plus comme cause d'impuissance.

Dans l'adhérence du prépuce avec le gland, les rapports sexuels sont gênés, mais il peut y être remédié par la chirurgie.

L'Epispadias est un cas d'impuissance; Barth en donne un exemple :

« Louis-Xavier C..., âgé de 18 ans, d'une stature moyenne, d'une bonne constitution et assez bien musclé, entre à la Charité et présente les difformités suivantes :

La verge, dans l'état de flaccidité, n'a pas plus de 12 à 15 lignes de longueur sur un diamètre moyen d'un pouce environ, le gland est habituellement découvert et la peau qui revêt le pénis présente à sa base des plis nombreux qui fournissent matière à un ample allongement, de sorte qu'en attirant la verge on peut lui donner plus de deux pouces de saillie. Dans l'état d'érection, elle acquiert la longueur de l'index.

A sa face antérieure, au lieu d'être cylindroïde, la verge est divisée longitudinalement sur la ligne médiane, par un sillon formé par l'urèthre, qui, au lieu de constituer un canal, est ouvert dans toute sa longueur sur sa partie antérieure, de manière à former une véritable gouttière.

Cet homme peut garder ses urines, et il les rend trois à quatre fois par jour, mais il ne peut les chasser que par un jet de deux pieds tout au plus.

3. — Impuissance par excès vénériens.
— Bien que conduisant à une impuissance
plus ou moins prématurée, les excès sexuels
chez l'adulte déterminent moins fréquemment cet état que ne le font ceux antérieurs
à la puberté. Les cas ne sont cependant
rares ou l'on voit des hommes de 40 à 50 ans
qui, ayant des désirs aussi vifs que jamais,
sont incapables de rapports sexuels alors
qu'ils devraient être en pleine jouissance
de leurs forces viriles.

Il arrive souvent que l'homme commet
des excès sans s'en douter et qu'il a franchi
les limites normales, et de fait, il est assez
difficile de dire où commence l'excès, ce
qui l'est pour les uns, peut ne pas l'être
pour les autres. Quoiqu'il en soit, il est rare
de rencontrer un homme de 60 ans, capable
d'accomplir l'acte d'une façon naturelle et
satisfaisante, surtout dans les villes où tout
concours à exciter les appétits sexuels. Les
hommes de 50 ans qui se sont assez dominés jusque-là pour pouvoir exécuter le
coït une ou deux fois par semaine sont

rares et, le plus souvent, l'acte n'est satisfaisant ni pour eux, ni pour leur compagne.

Mais un mal plus sérieux que la décadence relativement précoce de la virilité, se produit à la suite d'excès vénériens; c'est l'impuissance qui se déclare subitement à la suite d'excès extraordinaires. Alors les désirs ont encore toute leur vigueur, il y a tentative de rapports, mais en vain; des moyens divers sont mis en usage pour renouveler ces tentatives et provoquer l'érection, rien n'y fait, le pénis reste flasque malgré toute excitation normale ou anormale. Le sujet devient malade par suite du chagrin que lui causent ces tentatives infructueuses et surtout la crainte de ramollissement.

Quelquefois le pénis se trouve enfin à un état de turgescence qui a permis de tenter l'acte, mais l'intromission se fait mal et l'éjaculation s'est faite en dehors de la vulve. C'est ce qui prouve la débilité extrême de tout l'appareil.

D'autrefois il y a impuissance partielle,

alors l'érection est si faible et l'éréthisme si considérable, que l'éjaculation se produit avant la pénétration, ou sitôt à peine celle-ci ; de sorte que personne n'en est satisfait.

Enfin, un autre cas se présente, c'est lorsque l'érection a lieu, et quand l'intromission est tentée, la verge devient subitement flasque.

Avec la vieillesse, la puissance sexuelle diminue ainsi que la rareté du besoin, c'est le cas de ceux qui furent sages. Au contraire chez l'homme qui abuse de l'acte vénérien, la décadence arrive sans que le désir soit éteint et même diminué, de là les désappointements cruels.

Les pollutions nocturnes lorsqu'elles sont fréquentes deviennent des sources d'impuissance d'autant plus qu'elles sont coexistantes avec les excès sexuels.

« Chez les jeunes gens absolument chastes, dit le Dr Hammond, il arrive que peu de temps après la puberté les pertes nocturnes commencent à se produire. Tant qu'elles ne se produisent pas plus d'une fois par quinzaine, elles sont strictement compatibles avec la santé. Si le jeune homme évite les pensées impures, s'il fuit les soupers et les distractions excitantes qui produisent des dérangements émotionnels, s'il évite le dé-cubitus dorsal, les pertes nocturnes doivent être rares. Mais dans la réalité, il arrive presque invariablement que les pensées ne demeurent point pures, que les romances amoureuses et les pièces de théâtre, la fré-quentation du sexe féminin, la vue des statues et d'images suggestives, la fréquen-tation de camarades qui ont des conversa-tions lascives, la vue de l'accouplement des animaux et nombre d'autres facteurs, re-présentent autant d'excitants génésiques qui ne peuvent être évités, et que, dans beau-coup de cas, il est préférable de ne **pas** éviter.

« Le jeune homme chaste va se coucher, et dans son sommeil il rêve, dans ce rêve les impressions de la journée se repré-sentent et, comme le cerveau n'a pas à ce moment le contrôle complet des centres nerveux inférieurs, ceux-ci agissent, en accord avec l'idée présentée par le cerveau, et l'orgasme sexuel se produit. Si le fait arrive toutes les deux ou trois semaines, il n'y a point de mal, mais si la fréquence est matériellement accrue, il peut en résulter des troubles de la santé et de l'impuissance plus ou moins complète.

« Les pertes nocturnes sont généralement accompagnées de rêves lascifs, mais ceci n'est pas toujours le cas, elles ont lieu aussi sans aucune excitation de ce genre. Ce cas ne se présente toutefois que chez les sujets atteints de débilité sexuelle avancée ou chez qui les désirs sont éteints. »

4. — Stérilité chez l'homme. — Si en termes généraux on peut dire que la stérilité n'est pas l'impuissance, il est cependant assez exact de penser que si l'individu qui est atteint d'impuissance parce qu'il ne peut accomplir l'intromission dans les organes de la femme, est généralement stérile, mais si, d'un autre côté, le sperme d'un tel su-

jet renferme des spermatozoïdes normaux, on ne peut pas dire qu'il y a stérilité, car il existe des cas de fécondation sans intromission.

Chez l'homme le trouble de la sécrétion et de l'excrétion du sperme peut causer la stérilité. Dans les troubles de la sécrétion, il faut toujours supposer une lésion des organes sécréteurs du sperme. Toute maladie des testicules peut causer la stérilité, il faut cependant que l'obstacle à la production porte sur les deux organes ; car, si l'un deux est sain et que les voies soient libres, il n'y aura pas de stérilité.

L'absence de testicules est une cause absolue de stérilité.

L'inflammation des testicules qui est une cause assez commune de la stérilité doit être bilatérale pour avoir ce résultat. Les orchites blennorrhagiques déterminent l'atrophie des testicules, aussi bien que les orchites par accident.

Une tumeur obstruant l'orifice des vésicules séminales diminue les chances de fécondation, comme aussi les maladies de ces glandes peut amener la stérilité.

Les rétrécissements de l'urètre diminuent l'énergie de l'éjaculation et peuvent même parfois, lorsqu'ils sont considérables, occasionner un *coït sec*, le sperme reflue dans la vessie.

Outre les rétrécissements étroits, certaines lésions de l'urètre peuvent entraîner la perte de l'éjaculation. Le Dr de la Peyronie, cite le cas d'un homme déjà père de trois enfants qui, depuis une gonnorrhée dont il avait négligé le traitement, n'éjaculait plus pendant le coït. Le sperme s'écoulait en bavant, quand diminuait l'érection, et, comme cet homme urinait sans difficulté, on ne pouvait songer à un rétrécissement.

IX

SPERMATORRHÉE

PERTES SÉMINALES INVOLONTAIRES

La spermatorrhée vraie est une maladie,
elle est tout d'abord nocturne. Les pollutions deviennent d'une fréquence exagérée,
et se produisent à la suite de rêves érotiques ou plutôt de cauchemars pénibles.
Elles sont précédées et suivies d'érections
prolongées et douloureuses et se répètent
toutes les nuits, puis plusieurs fois par
nuit. A son réveil l'homme ressent dans
la région lombaire une sensation vague de

pesanteur, il y a un peu de douleurs de tête. Plus tard les érections deviennent plus nombreuses mais de courte durée. Elles sont incomplètes. L'éjaculation a lieu avant même que la rigidité de la verge se soit produite.

L'émission du sperme a lieu sans volonté, sans orgasme vénérien. A une période plus avancée, c'est non seulement la nuit, mais à l'état de veille et en plein jour, que se produisent les pollutions. Le liquide perdu est beaucoup plus aqueux que le sperme normal. Elles sont suivies d'une lassitude extrême.

Dans la spermatorrhée diurne, tantôt le sperme est perdu pendant la défécation, il sort avec les dernières gouttes d'urine, ordinairement expulsées pendant cet acte, ou bien pendant l'émission de l'urine ellemême. Dans ce dernier cas, le pénis est légèrement turgescent, mais il faut remarquer que généralement les pertes séminales diurnes ne sont pas l'effet d'une maladie, comme toutes les sécrétions, celle du sperme

se produit, même chez lés sujets continents.
La pression exercée, soit par la vessie, soit
par les excréments sur les vésicules séminales, suffit pour amener l'expulsion de leur
contenu dans l'urètre. En examinant les
dernières gouttes expulsées par l'urètre,
après une défécation abondante ou laborieuse, on trouve toujours des spermatozoïdes. Cette spermathorrée peut être produite par les excès vénériens et surtout par
l'onanisme. Ces pertes répétées qui surviennent sous l'influence des moindres excitations, sans érection, sans volupté, ont
sur l'organisme une influence néfaste. Ce
n'est pas comme beaucoup le croient, parce
qu'il y a ébranlement nerveux, quoique
celui-ci peut aussi être préjudiciable à la
santé, mais cette énorme perte de semence
est bien plus dangereuse. Les individus qui
ont des spermathorrées diurnes sont généralement impuissants, ils maigrissent rapidement, la face se décolore, ies sourcils
s'abaissent, les yeux sont caves et entourés
d'une zone livide ou bleuâtre, bien connue

des débauchés. Le patient craint le froid et redoute la chaleur, et éprouve, pour la marche, de l'essoufflement. Du côté des sens il y a des perturbations fonctionnelles, dont les plus importantes se rapportent à la vision. Le système nerveux est également profondément atteint.

Comme les pollutions surviennent dès le début de la nuit, pendant le sommeil, la plupart des malades essayent de se tenir éveillés le plus longtemps possible. Peu à peu le sommeil devient plus léger, mais il est troublé toujours par des rêves pénibles au milieu desquels la spermathorrée se produit. Avec les progrès de la maladie, l'insomnie est constante.

Sous l'influence de cet état, apparaissent les idées sombres, le désespoir, le dégoût de l'existence, et la tendance au suicide.

« La Blennorrhagie, a dit le Dr Lallemand, est la plus directe de toutes les causes de la spermathorrée. » En effet, à la suite de l'inflammation de l'urètre, le canal dans toute sa longueur reste le siège d'une vive irritation et d'une sensibilité anormale. La moindre excitation amène alors une éjaculation, comme il y a sécrétion quand la vessie enflammée est irritée par une sonde, par exemple. C'est de la même manière qu'agit l'onanisme, il crée une sensibilité des organes qui obéissent aux moindres excitations. Il en est de même de la Sodomie et, comme le dit Lallemand, de toute action irrégulière ou anticipée des organes génitaux qui ne peut avoir pour résultat et pour but, que la propagation de l'espèce.

X

ABERRATION SEXUELLE

FÉTICHISME. — EXHIBITIONISME. — LE MASOCHISME. — SADISME. — NÉCROPHILIE. — BESTIALITÉ.

1. — FÉTICHISME. — Chez l'homme normal, l'excitation sexuelle est surtout provoquée par les organes génitaux féminins, et c'est le coït qui est le moyen ordinaire de satisfaction au désir. Mais il n'en est pas toujours ainsi et les aberrations sont nombreuses et variées.

Dans le fétichisme, l'excitation génitale est produite par une partie du corps de la femme autre que les organes génitaux, ou bien, et c'est le cas le plus fréquent, par une pièce de son costume. Le fétichiste ne considère point la personnalité, quelle que soit la femme auquel l'objet appartienne, cela lui importe peu ; pour lui c'est un objet féminin voilà tout.

Le Dr Moll fait justement remarquer qu'il en est de même du fétichisme des parties du corps, mais qu'on ne doit pas considérer comme maladifs, les cas dans lesquels un homme éprouve un plaisir particulier à regarder, à toucher, à embrasser telle ou telle partie du corps : « On peut aimer, dit-il, de préférence à tout, une jolie bouche, une chevelure brune ou blonde, de grands yeux, sans être pour cela atteint d'aberration ou de perversion. Mais le cas dans lesquels la *perception sexuelle* d'une certaine partie du corps ou sa représentation mentale est la condition *sine qua non* de l'excitation voluptueuse, appartient au fétichisme. Alors la femme en tant qu'être féminin ne suffit plus pour provoquer l'excitation, elle n'est en quelque sorte, qu'un accessoire à une partie de son corps qui joue le rôle principal dans l'excitation de l'homme. »

Dans le fétichisme des objets, la passion du mouchoir prédomine. Quelques individus se contentent de voler les mouchoirs de femme, de les porter chez eux et de jouir du bonheur de leur possession. Et d'autres ne sont satisfaits que s'ils déchirent avec leurs dents des mouchoirs de femme.

D'après Moll : « Le fétichisme existe aussi chez les manistes (invertis), de sorte, dit-il, que nous nous trouvons dans ce cas en présence d'une double perversion : 1° le penchant sexuel pour l'homme; 2° le fétichisme du mouchoir. De même que le fétichiste du mouchoir de la femme ne trouve pas de satisfaction dans le coït, de même le fétichiste maniste ne peut avoir de jouissance que pour le mouchoir de l'homme. Ainsi les fétichistes de cette espèce ne sont excités, ni par la pédérastie, ni par la masturbation mutuelle; les organes génitaux de l'homme n'ont pour eux aucun attrait, tout comme le fétichiste du mouchoir de la femme sur lequel les organes féminins n'exercent aucune action excitante. Voici de quelle façon les fétichistes manistes s'y prennent pour satisfaire leur passion.

« Il s'agit d'un ouvrier vigoureux, X..., âgé de 40 ans. Il vint me trouver pour des troubles d'une nature neurasthénique et hypocondriaque : maux de tête, lassitude dans les jambes, manque de goût pour le travail, douleurs dans le dos, etc. Un jour, après avoir été en traitement, il me raconta sa vie sexuelle.

« Il n'a jamais eu de penchants pour la femme, par contre, les beaux hommes l'excitaient d'une façon toute particulière. Jamais il n'a pratiqué la pédérastie, ni la masturbation manuelle, par contre il s'adonnait souvent à l'onanisme solitaire. Mais sa plus grande jouissance était de voler le mouchoir d'un bel homme, d'y envelopper son pénis et de se masturber ainsi.

« Lorsqu'il n'avait pas de mouchoir à sa

disposition, il se masturbait en évoquant l'idée d'un mouchoir d'homme. »

Les bottes vernies sont très souvent fétiches, le Dr Van Krafft Eling, cite le cas d'un malade qui dès l'âge de 4 ans adorait les bottes bien cirées des écuyers et en rêvait même la nuit, ou même le soulier seul lui causait des érections, plus tard il aimait à embrasser les bottes de ses domestiques.

Le cas suivant n'est pas moins curieux, il est cité par le Dr Thoinot : « X..., négociant, a périodiquement, surtout quand il fait mauvais temps, les désirs suivants : Il aborde une prostituée, la première venue, et la prie de venir avec lui chez son cordonnier, où il lui achète une belle paire de chaussures vernies, à la condition qu'elle se chausse immédiatement, cela fait, la femme doit traverser les rues, autant que possible dans les endroits les plus sâles et les ruisseaux, pour bien crotter les bottines. Puis X... conduit la personne dans un hôtel, et, à peine enfermé avec elle, il se précipite sur ses pieds, et y frotte ses lèvres, ce qui lui procure un plaisir extraordinaire. Après avoir nettoyé les bottines de cette façon, il fait un cadeau à la femme et s'en va. »

Voici un cas de fétichisme de bonnet de nuit : Observations des Dʳˢ Magnan et Charcot : « L..., âgé de 50 ans, ayant couché pendant 5 mois dans le même lit qu'un parent âgé, il éprouva pour la première fois un phénomène singulier, c'était une excitation génitale et de l'érection dès qu'il aperçut son compagnon de lit se coiffer de son bonnet de nuit. Vers cette époque, il eut l'occasion de voir se déshabiller une vieille servante et dès que celle-ci mettait sur sa tête une coiffe de nuit, il se sentait très excité et l'érection se produisait immédiatement.

Plus tard, l'idée seule d'une tête de femme vieille, ridée et laide, mais coiffée d'un bonnet de nuit, provoquait l'orgasme génital. La vue du bonnet seul n'exerçait que peu d'influence, mais son contact provoquait l'érection et l'éjaculation.

C'est dans ces conditions, qu'à l'âge de

32 ans, il épousa une demoiselle de 24 ans, jolie, et pour laquelle il éprouvait une véritable affection.

La première nuit de ses noces, il resta impuissant à côté de sa jeune femme; le lendemain la situation était la même, lorsque désespéré, il invoqua l'image de la femme rêvée, couverte du bonnet de nuit, le résultat ne se fit pas attendre, il put immédiatement remplir ses devoirs conjugaux.

Depuis cinq ans il est marié, il en est réduit au même expédient, il reste impuissant jusqu'au moment où le souvenir rappelle l'image favorite.

Une catégorie de féticheurs bien connue est celle des frotteurs, l'observation suivante du Dr Magnan nous en fournira un exemple :

« Un des premiers frotteurs, dont j'ai eu à m'occuper, dit-il, était un homme de 44 ans, prédisposé, alcoolique; il avait depuis longtemps contracté l'habitude de la masturbation, qui a presque entièrement cessé depuis un an. Depuis il n'a plus d'érection et ne peut avoir de rapports sexuels, mais il a parfois des pertes séminales. Depuis cette époque, dit-il, il se sent poussé à des actes contre nature ; à la tombée de la nuit, il se dirige vers les rassemblements, aux stations d'omnibus, auprès des bateleurs, il s'approche et se place derrière une femme, cherchant de préférance la plus grosse, puis il retire sa verge qui reste flasque et se frotte contre les fesses de sa voisine. C'est pendant qu'il se livrait à cet exercice, à la station des omnibus de la place Clichy, qu'il a été arrêté par un agent des mœurs. »

D'autres individus se satisfont différemment ; ils complètent l'excitation que la vue, le contact, ou la représentation idéale de leur fétiche leur a procurée, en se masturbant.

Le fétichisme des cheveux de femmes est fréquent, ceux qui en sont atteints n'hésitent pas à couper, dans la rue, les nattes féminines qui les excitent, pour garder auprès d'eux le précieux fétiche et en disposer à leur aise.

Le Dr Mottet cite un cas de fétichisme du costume : « Un jeune homme appartenant à une bonne famille, n'éprouvait d'excitation génitale qu'à la vue d'une femme en costume de mariée. Le vêtement seul éveillait sa sensualité, la femme qui le possédait le laissait absolument indifférent; pour satisfaire sa passion, il passait sa journée aux abords du bois de Boulogne, à la porte des restaurants ou se rendaient les cortèges nuptiaux.

Garnier a cité le nom de cet homme qui avait le fétichisme des costumes de nourrices.

Von Krafft Ebring, celui non moins singulier du fétichisme des jupons mouillés.

Le Dr Rouland raconte le cas d'un individu chez qui la femme habillée produit l'excitation et non la femme nue.

Il y a encore le coupeur, le tacheur et le brûleur fétichistes.

Voici un cas réunissant ces trois aberrations, il est cité par Magnan :

« Pierre B..., âgé de 21 ans, était militaire... « Un dimanche, dit-il, je me dirigeai vers une baraque où il y avait foule et, me trouvant placé à côté d'une jeune bonne, j'éprouvai le désir de posséder son tablier, un tablier blanc : je lui détache l'objet sans qu'elle s'en aperçoive et je l'emporte pour me masturber dedans, puis je le brûle en me masturbant de nouveau. Je retourne ensuite dans la foule où je vois une personne portant une robe blanche ; j'éprouve le désir de la souiller d'une façon ou d'une autre. Je vais chez un épicier, j'achète une fiole d'encre et je me trouve en érection devant la tache que je viens de faire. De retour à la caserne je me masturbais et j'éprouvais un plaisir très vif en revoyant par la pensée ce tablier blanc et cette robe blanche que j'avais souillés. Un jour, ajoute-t-il, je me trouvais au bazar de l'Hôtel-de-Ville, quand mon attention se porta sur un groupe de femmes. L'idée me vint pour entrer en érection, de couper leurs robes au moyen d'un canif que j'avais dans ma poche. Je fus surpris par deux agents qui m'arrêtèrent comme pickpoket, bien que j'eusse coupé une robe dans un endroit tout opposé à la poche. Une autrefois je fus arrêté pour avoir répandu de l'huile sur une robe blanche. »

Charcot et Magnan citent le cas de cet homme qui était poussé par un désir irrésistible à regarder les pieds des femmes pour voir s'il y avait des clous à leurs chaussures. Un beau jour fasciné par les clous d'une semelle de souliers de femme aperçus chez un cordonnier, l'homme s'arrête, et, sous l'influence de l'irrésistible impulsion, se masturbe en pleine rue.

2. — LES EXHIBITIONNISTES. — L'exhibitionnisme est une obsession impulsive qui oppresse le malade et le force à accomplir en pleine conscience un acte dont il sent toute l'énormité.

Le Dr Lassègue a publié une observation caractéristique de ce cas :

Il s'agissait d'un jeune homme appartenant à une famille honorable, jouissant lui-même d'une situation enviée comme secrétaire d'un personnage politique. Il était distingué d'esprit et de formes et son éducation le rattachait au meilleur monde.

L'autorité avait été informée, qu'un homme se présentait subitement devant une femme en prière dans une église alors peu fréquentée, et étalait ses organes génitaux sans prononcer une parole et disparaissait dans l'ombre après une courte apparition. On donnait le signalement.

Un soir cet étrange fantaisiste fut arrêté à Saint-Roch, au moment où il se livrait à son exercice périodique devant une vieille religieuse qui poussa un cri et éveilla l'attention du gardien. Le délit était si singulier, que le parquet demanda un examen médical. J'eus avec le prévenu de longs entretiens, dont je ne pus dégager que quelques indices. L'impulsion était invincible, elle se produisait périodiquement aux mêmes heures, jamais dans la matinée.

Garnier parle d'un individu qui cédant à

un désir irrésistible, ouvrait la porte des boutiques de gantiers, de lingères, de modistes, où il y avait des jeunes filles, il n'allait pas plus loin, mais se campant sur le seuil, rapidement et sans mot dire, déboutonnait son pantalon, exhibait ses organes génitaux. En ce court étalage se résumait l'impulsion qui s'y épuisait sur le champ.

— Il fallait, dit-il, qu'on me vit, c'était le seul besoin que j'avais à satisfaire, mais c'était plus fort que moi !

3. — LE MASOCHISME. — C'est le Dr Von Krafft Ebing qui a dénommé ainsi cette perversion, parce qu'elle a fait le sujet des romans de Sacher Masoch.

Les individus qui en sont atteints ne trouvent du plaisir que dans les pratiques douloureuses ou honteuses, à jouer un rôle passif. Ils se font fouetter, pincer, frapper, piétiner par l'objet de leur passion. Il faut qu'ils se sentent subjugués et même maltraités par les femmes.

L'importance du rôle de la douleur physique ou morale, est très différente chez les masochistes, chez les uns la douleur met en éveil l'activité sexuelle dont les derniers actes s'effectuent normalement. Chez d'autres, la douleur doit continuer son action jusqu'au bout. Chez d'autres enfin, elle suffit à elle seule à procurer la satisfaction avec tous ses effets physiques ; le contact d'une personne de l'autre sexe est tout à fait inutile, les rapports sexuels peuvent perdre toute signification, et n'inspirer même que dégoût. La représentation mentale de mauvais traitements suffit souvent pour provoquer l'éréthisme normal.

Moll rapporte le passage d'une autobiographie que lui adressait un individu :

« ... A l'âge de douze ans je me représentais être soumis à un homme qui m'excitait de diverses façons ; plus tard quand je devins plus grand, le rôle que je m'imaginais jouer dans l'acte sexuel était toujours analogue à celui de la femme. Les baisers sur l'anus et tout le corps, agissaient d'une

façon excitante, mais avant tout, j'éprouvais le désir d'être battu principalement
sur les fesses, par l'homme aimé. Je crois
que c'est avec volupté que je me serais soumis à tous les mauvais traitements. C'est
une soumission servile à l'homme aimé,
allant jusqu'au sacrifice complet de la di-
gnité et marchant de pair avec une fantaisie sans bornes. »

Moll, dit avoir connu un de ces pervertis
qui n'arrivait à la satisfaction complète, à
l'éjaculation, que si l'homme avec lequel il
entretenait des relations, lui frottait le dos
avec une brosse jusqu'au sang; cet acte lui
était indispensable pour arriver à la jouissance.

Hammond rapporte le cas d'un individu
ordinairement d'une moralité exemplaire,
qui de temps en temps se rendait dans une
maison mal famée, se déshabillait jusqu'à
la ceinture et se faisait piétiner la poitrine
et la face par trois filles plantureuses, qu'il
payait, sans leur demander autre chose.

On fait rentrer dans la catégorie du ma-

sochisme, un certain nombre de phénomènes ; c'est ainsi que des actes répugnants ayant leur source dans le désir
d'humiliation et d'abaissement de la personne, se rattachent à cette perversion :

C'est un homme qui n'entre en érection
qu'en embrassant l'anus d'un autre individu.
C'en est un autre qui tout en cherchant des
rapports avec une femme, n'éprouve une
entière satisfaction qu'en buvant l'urine de
celle-ci.

Il est des individus, qui trouvent des satisfactions suprêmes à lécher les régions
couvertes de sueur, les aisselles, les doigts
de pieds, à se faire souiller de matières fé-
cales, à boire et avaler la mucosité nasale,
le cerumen des oreilles, la salive, etc., etc.

Dans la flagellation, la perversion, c'est
la soumission à la femme, le mauvais traitement n'est qu'une manière d'exprimer
cette condition. Il y a une particularité très
importante à considérer, c'est que si l'on
donne au masochiste la flagellation tant
désirée, elle ne produit pas toujours son

effet ; souvent elle est suivie d'une déception plus ou moins vive ; ce qui arrive toutes les fois que le but de l'individu qui veut se créer par l'illusion la situation tant désirée d'être à la merci de la femme, n'est pas atteinte et que celle qui a été chargée d'exécuter cette comédie apparaît comme l'instrument docile de cette volonté.

Voici quelques cas de masochisme édifiants : « Un homme trouve sa satisfaction sexuelle de la manière suivante : Il va chez une prostituée, il fait serrer son pénis dans un anneau de porcelaine, on attache sur cet anneau deux ficelles qu'on passe entre ses jambes par derrière et qu'on fixe ensuite au lit. Alors l'homme prie la femme de le fouetter sans miséricorde et de le traiter comme un cheval rétif. Plus la femme le pousse à tirer par ses cris et par ses coups de fouet, plus il sent augmenter en lui l'exaltation sexuelle, il a une érection et alors se produit l'éjaculation avec une vive sensation de volupté. »

Cantaneio a publié une observation d'un

individu qui, avant de pratiquer le coït, suçait l'orteil d'une prostituée qui depuis longtemps n'avait pas été lavé.

Le même auteur raconte qu'un prince Russe très décrépit faisait déféquer sa maîtresse sur sa poitrine ; elle devait s'accroupir au dessus de lui en lui tournant le dos. De cette manière il a pu réveiller ses sens génésiques.

Un autre entretient très généreusement une maîtresse, à la conditon qu'elle mange du pain d'épice, afin qu'elle soit bien disposée à lui déféquer dans la bouche !

4. — LE SADISME. — Il existe incontestablement chez certains individus une satisfaction maladive à faire souffrir leurs victimes. On connaît l'histoire du marquis de Sade, réduisant ses pratiques en système, il avait créé sa fameuse théorie du plaisir sanglant. Il prétendait que dans les relations sexuelles, le plaisir de l'un se mesurait aux souffrances de l'autre.

On a observé plusieurs sadiques qui

n'éprouvaient une véritable satisfaction
sexuelle qu'en étranglant leurs victimes ou
en les mutilant.

Un sadique cîté par de Boismont forçait
sa victime à se poser des sangsues aux organes génitaux avant d'avoir des rapports
avec elle.

D'autres ont du plaisir à sucer le sang des
plaies qu'ils ont faites.

Il y a des piqueurs de fesses, des piqueurs
de bras, des piqueurs de jambes.

Dans bien des cas, des hommes sadiques
et pervers qui reculent devant un crime
commettent leurs attentats sur des animaux;
le spectacle d'un animal mourant augmente leurs volupté.

Mantagazza dit que certains chinois dé-
générés ont l'habitude de se livrer à un
sport horrible qui consiste à sodomiser des
canards et à leur tordre le cou pour accélérer la jouissance par les spasmes de ces
volatiles.

Gyurkowechky a observé un garçon de
15 ans qui avait un ami de 14 ans, la mère

de ce dernier avait remarqué que son fils portait des meurtrissures sur les bras, les reins et les cuisses. On apprit que ce garçon était payé par l'autre pour se laisser fortement pincer. Quand il criait et pleurait de douleur, le sadique continuait à le pincer d'une main et se masturbait de l'autre.

Lombroso cite le cas du nommé Cruyo de Vittoria (Espagne), âgé de 41 ans, autrefois de bonne conduite exemplaire et qui avait été marié trois fois, il étrangla six femmes en dix ans. Les victimes presque toutes des filles publiques et pas jeunes, étaient étouffées, il leur arrachait les intestins par le vagin. Il abusait de ses victimes avant de les tuer.

Tels encore que Peivilati, Jack l'étrangleur, Vacher, etc.

5. — LA NÉCROPHILIE. — Le cas de viol de cadavre constitue une variété de perversion faisant suite à celle des assassins par volupté.

Il est des cas où le cadavre est manifestement préféré à la femme vivante. Si l'auteur ne commet pas d'acte de cruauté, il est alors probable que c'est l'inertie du cadavre qui représente la femme aimée avec une absence totale de volonté, soit, par ce fait même, capable de satisfaire le besoin morbide, de subjuguer d'une manière absolue et sans aucune possibilité de résistance l'objet désiré.

Brierre de Boismont (*Gazette Médicale 1859*) raconte l'histoire d'un individu, qui après avoir corrompu les gardiens, s'était introduit dans la chambre mortuaire où gisait le cadavre d'une fille de 16 ans, qu'il viola.

On apprit par la suite que ce nécrophile, fils d'une grande famille, avait souvent violé des cadavres de jeunes femmes. Il fut condamné aux travaux forcés à perpétuité.

Le sergent Bertrand, en 1849, couvrait les cadavres de baisers, les caressait et les violait finalement. D'autrefois il les coupait en morceaux et se masturbait en les regardant.

6. — La Bestialité. — La Bestialité a souvent pour cause une moralité tombée à un niveau très bas, ou une forte impulsion sexuelle qui se butte à des obstacles pour satisfaire ses désirs; mais elle est aussi le résultat d'affections morbides.

Le cas suivant observé par Boissier et Lechaux se rapporte à l'état de perversion.

« Jules L..., âgé de 35 ans, a été dans son enfance à plusieurs reprises tourmenté par une incompréhensible envie de s'accoupler avec des animaux. A neuf ans, se trouvant seul à l'étable, il eut des relations sexuelles avec une poule; à 13 ans, avec une génisse; à 17 ans, avec une ânesse. A 20 ans, il se marie et semble guéri.

A l'âge de 27 ans il se met à boire, le mal le reprend. Il devait un jour conduire au bouc, dans un village voisin, une sienne chèvre, il l'avait étendue dans un tombereau qu'il conduisait lui-même, assis sur une planche. La présence de cette chèvre allant au mâle lui causait un vague malaise, augmenté par la solitude de la route longue et déserte, et qui fit place bientôt à un désir furieux d'avoir des rapports avec cette bête.

L'envie prend dès lors une intensité inouïe ; il cherche d'abord à s'en défendre... mais la tentation est si affreuse qu'il sent sa volonté s'égarer. Il lâche les rênes et se cramponne aux bords du tombereau pour résister. Les violents battements de son cœur l'ébranlent tout entier, il sent qu'il est tout pâle. A ce trouble génial, s'ajoute une excitation génésique il est en érection !... Sa situation devient tout à fait intolérable. A bout d'efforts, il se couche au fond de la charrette, et non sans peine, arrive à ses fins !

Le malheureux avoue qu'il n'a jamais eu autant de plaisir dans un rapport normal.

XI

L'ONANISME

Si comme on l'a dit, l'onanisme avait sa cause dans les cas où l'homme est dans l'impossibilité de se livrer au coït, et si cette cause était la seule, cette perversité ne s'observerait que chez les adultes et ne serait qu'un expédient pour tromper la nature, il ne pourrait pas dégénérer en habitude. Mais il n'en est pas ainsi puisqu'on l'observe même dans l'enfance; or, l'enfant n'éprouve pas ce besoin de la nature, c'est un besoin artificiel chez l'enfant, l'acte s'accompagne d'une jouissance qu'il cherche inconsciemment à reproduire. C'est dès l'âge de 10 à 15 ans que l'onanisme est le plus fréquent. L'enfant commence à connaître la différence des deux sexes, il éprouve des sensations indéfinissables, il trouve alors un camarade plus avancé qui instruit ceux qui sont ignorants. Dès lors l'onanisme reste une habitude pour un très grand nombre d'adultes auxquels rien ne serait plus facile que la satisfaction normale et la jouissance sexuelle.

Une des causes de l'onanisme réside dans l'état constitutif de l'homme ; en effet grâce à la disposition particulière de ses membres et de ses organes reproducteurs, il **peut** atteindre ces derniers avec ses mains et leur imprimer toutes sortes de mouvements. Chez l'onaniste conscient cette disposition établit la facilité d'accomplir un acte voluptueux, même quelque fois nécessité par un besoin pressant, comme dans le cas d'empêchement de coït; chez l'idiot, le crétin,

sans que l'idée y soit pour quelque chose,
les mains se portent aux organes génitaux
et les excitent d'autant plus souvent que la
jouissance y est provoquée spontanément.

La masturbation est désignée en *Onanisme
solitaire*, en *commun, personnel, étranger*.

L'Onanisme solitaire est le plus fréquemment en usage ; c'est par ce mode que dé-
butent et que reviennent plus ou moins
souvent ceux qui se livrent à d'autres procédés. C'est en effet la forme dont la simplicité permet de s'y livrer en tout temps,
en tous lieux, partout où on se trouve seul ;
l'acte est secret et parconséquent sauve-
garde le vicieux de la honte presqu'instinc-
tive qu'engendre la vue d'une action coupable.

L'Onanisme en commun est très fréquent,
il a lieu surtout chez les enfants, dans les
écoles, les pensionnats.

L'Onanisme personnel est mis fréquemment en usage par des amants, ou même
des époux pour terminer l'acte sexuel com-

mencé par un coït incomplet. Les Sodomistes passifs le pratiquent pendant l'acte contre nature auquel ils se prêtent et surtout par des enfants, des camarades qui réunis s'en vont par bandes dans des lieux écartés.

L'Onanisme étranger est celui exercé sur un individu par un autre. En général l'acte est réciproque, souvent ce sont des amants ou des blasés, des peureux qui demandent ce service aux prostituées. Quelquefois ce sont des vieillards impuissants, confits en paillardise, qui payent des enfants pour ce répugnant travail.

Il arrive assez souvent que la sensibilité du sens s'émousse et disparaît, les manœuvres qui amenaient si promptement le plaisir désiré restent impuissantes. Mais si la surface est morte pour le plaisir, peut être la sensibilité n'a-t-elle pas abandonné les parties profondes. Aussi est-ce là qu'on a vu les masturbateurs aller chercher et réveiller ce qui reste encore de sensibilité dans les organes génitaux. On a plusieurs exemples de ce mode d'onanisme forcé, qui aboutit a de graves accidents.

Tel est le cas de ce berger du Languedoc, cité par Chopart : Depuis l'âge de 15 ans il se masturbait jusqu'à huit fois par jour. L'éjaculation devenait de plus en plus difficile à obtenir. Pendant onze ans ces manœuvres manuelles le conduisirent à des érections douloureuses sans résultats ; il s'imagina alors d'introduire dans le canal de l'urètre une tige de bois de six pouces de longueur, pendant seize ans l'éjaculation fut obtenue à l'aide de ce procédé ; quand il devint insuffisant, le jeune homme s'incisa le gland, dans la direction du canal, avec un couteau. Cette opération loin d'être douloureuse, lui procura une sensation agréable et une éjaculation abondante. La même expérience fut souvent répétée avec le même résultat un très grand nombre de fois. Alors nouveau recours à la baguette, qui était insinuée dans la portion restante du canal de l'urètre. Un jour elle lui échappa des mains et tomba dans la vessie, où elle produit tous les accidents des corps étrangers qui séjournent dans cet organe.

Voici un autre cas non moins curieux :

Le masturbateur se servait d'un fil de fer long de sept à huit pouces, dont il avait eu soin de recourber le bout en forme de crochet, pour se procurer sans doute des jouissances plus vives. Un jour que ces manœuvres étaient plus désordonnées que d'habitude, il creva la partie membraneuse du canal, et dans les efforts qu'il fit pour retirer l'instrument, sans y réussir, il s'enfonça le crochet de plus en plus profondément dans les tissus. Le Dr Fiardeau de Saumur lui fit une opération.

Le Dr Sabatier retira avec les plus grandes difficultés, d'un anneau de clefs la verge d'un jeune individu qu'il y avait engagée jusqu'à la rouine.

Un autre avait passé sa verge dans un anneau de cuivre qu'on coupa avec des pinces.

Le Dr Lallemand retira du canal de l'urètre un carrelet à matelas long de 4 pouces, qui avait échappé aux doigts d'un masturbateur à l'instant qui précède l'éjaculation et dont la pointe, dirigée en haut, s'était fixée près de la racine de la verge, quand l'instrument fut poussé par le flot du sperme.

Un jeune homme prenant un bain, s'imagina de se masturber en introduisant sa verge dans le trou de la baignoire pour l'écoulement des eaux.

' La tuméfaction du gland devint telle, qu'il lui fut dans l'impossibilité de se retirer de ce trou ; à ses cris on accourut et on eut beaucoup de mal à le délivrer.

Un autre avait engagé sa verge dans la bobèche d'un chandelier, il fut délivré par Dupuytren.

Louis rapporte qu'un jeune homme de 19 ans se polluait en s'introduisant dans le canal une tige herbacée, laquelle se brisa un jour et pénétra dans la vessie.

Brigal vit un homme de 38 ans qui utilisait, dans un but érotique, une tige de glayeul, cette tige se cassa, pénétra dans la vessie et y séjourna deux mois, elle fut enfin extraite, elle mesurait 9 pouces de long.

Mousseaud donna des soins à Lariboisière à un amateur de mœurs solitaires, qui s'était introduit dans l'urètre deux pendants d'oreilles de façon olivaire. L'un avait cheminé dans la vessie, l'autre s'était arrêté dans la portion membraneuse de l'urètre. L'extration de ces deux corps ne se fît pas sans douleurs, ni dangers.

« Quelques individus, dit le Dr Douillet, ne se contentent pas des seules pratiques péniennes, d'autrefois, afin d'augmenter un éréthisme trop faible, souvent aussi afin de maintenir l'érection au degré nécessaire pour l'accomplissement de l'acte, alors que l'imagination surmenée est devenue impuissante, ne réagit plus sur les organes, ces êtres emploient des procédés barbares et répugnants. La généralité de ces blasés se malaxent, se frottent les texticules, ou demandent ce service à une compagne ou à un complice; d'autres n'hésitent point a réclamer, tant sur le scrotum que sur le périnée, l'anus, le haut des cuisses et le ventre des chatouillements, des caresses lascives et même des lèchements féminins ou enfantins. »

Beaucoup pratiquent encore la Sodomie artificielle, elle consiste à introduire le doigt ou tout autre objet dans l'anus.

Les exemples ne sont pas rares, d'individus venant réclamer l'intervention chirurgicale pour l'extraction de corps étrangers qu'ils se sont introduits dans le rectum dans le but de se créer quelque jouissance érotique.

Le Dr Gérard à la Charité, a retiré du rectum d'un masturbateur un gros affiquet de bois. Un tisserand s'était enfoncé dans l'anus une navette garnie de son crochet et armée de fil.

Nollet, cite un religieux qui s'était insinué dans le rectum, pour se guérir de la colique, assurait-il onctueusement, une fiole remplie d'Eau de la reine de Hongrie !

Desault parle d'un écrivain public qui s'était inséré dans le fondement un pot à confiture de 5 pouces de long, conique, sans anse et dont la petite extrémité mesurait 4 pouces de diamètre.

Cuffet expose à la Société médicale d'émulation, le cas d'un individu qui s'étant enfoncé dans le rectum un verre de cabaret dont les fragments durent être retirés avec tenettes. Il ne fût pas guéri pour cela de sa fantaisie étrange et s'enfonça plus tard au même lieu, une carafe de cristal, qu'il brisa lui-même dans le paroxysme de la souffrance, à l'aide d'un manche de pelle à feu.

Communément les masturbateurs cessent de l'être quand ils ont goûté au plaisir du coït, mais cette règle n'est pas sans exception. Certains conservent au contraire et entretiennent une indifférence marquée pour la femme.

Deslandes écrit à ce sujet : « Une dépra-

vation morale d'une autre espèce peut résulter de l'abus de la masturbation. L'esprit
habitué à rechercher le plaisir dans un certain cercle d'idées, dans une série toute
particulière de sensations, ne peut plus
en trouver ailleurs. Les jouissances de l'onanisme sont alors les seules que le masturbateur peut éprouver. L'union des sexes
n'a plus d'attrait pour lui, il ne s'y livre
qu'avec répugnance et place les sensations
qu'elle lui procure bien au-dessous de celles
que ses pratiques solitaires lui apportent.
Le sens génital, le pouvoir de procéder à
l'acte vénérien et de procréer subsistent,
seulement les goûts dépravés ont pris la
place des goûts légitimes. »

La masturbation exerce surtout ses dangereux effets sur les facultés de l'âme, à
cause de la sympathie qui existe entre le
physique et le moral. Tous les systèmes en
souffrent plus ou moins.

« Si l'on compare, dit le Dr Fournier, les
effets des plaisirs naturels de l'amour avec
ceux de la masturbation, il restera démon-

tré que les causes qui se réunissent pour rendre dangereux les excès des premiers, agissent avec beaucoup plus d'énergie dans la seconde, et que plusieurs circonstances propres à celle-ci, viennent rendre plus graves les résultats de sa fréquente réitération. Une cause qui rend l'onanisme plus dangereux que les excès vénériens, résulte de ce qu'il est beaucoup plus facile de se livrer à l'un que d'abuser des autres... Le masturbateur porte sans cesse avec lui l'aiguillon qui le tourmente, il trouve alternativement son imagination qui excite ses organes et ceux-ci qui enflamment son imagination, tandis que l'autre, ému seulement par les personnes de l'autre sexe, peut trouver dans l'absence un remède facile. Enfin nulle cause ne distrait celui qui s'abandonne à l'onanisme au lieu que mille circonstances viennent sans cesse distraire et reposer l'esprit de celui qui a le goût des femmes. »

Le sentiment de tristesse et de mécontentement intérieur que l'homme éprouve après s'être livré à la masturbation, ne se

ressent jamais près d'une femme qui plaît,
il constitue chez le masturbateur, un obstacle au rétablissement des organes dans
leur état naturel, et empêche que les pertes
soient promptement et facilement réparées.
C'est une sensation qui contribue par conséquent à rendre les effets de l'onanisme
plus durables et plus dangereux.

XII

INVERSION SEXUELLE

L'inversion de l'instinct sexuel est caractérisée par ce fait que chez un individu jusque-là normal dans ses goûts génésiques, apparaît un instinct sexuel contraire qui le dirige vers le même sexe. Von Krafft Ebing fait remarquer que la sexualité contraire ne se développe que chez les individus tarés. Voici d'après cet auteur quelle serait la marche de cette anomalie :

« Certains héréditaires, dont l'appétit sexuel se développe prématurément et avec intensité, sont amenés à l'Onanisme. Ar-
12.

rivés à l'âge de la génération, l'intimité et l'appétit sexuel les pousse au coït avec l'autre sexe, mais l'énergie des sensations est moindre chez les onanistes, hommes ou femmes, et le penchant s'affaiblit considérablement. La tentative de coït de l'onaniste échoue par faiblesse instable des centres de l'érection et de l'éjaculation.

L'appétit pour les femmes, d'ailleurs faible, diminue et disparaît, mais l'appétit sexuel persiste et demande à être satisfait. S'il ne l'est pas par l'Onanisme, la Bestialité, il le conduit à des rapports avec le même sexe grâce à une occasion, à des sentiments d'amitié, auxquels s'associent facilement des sentiments sexuels. Viennent l'Onanisme passif et réciproque. Peu à peu se développe l'appétit pour les personnes du même sexe. Le malade se rapproche alors du pédéraste et en arrive à la pédérastie.

Surviennent ensuite des changements profonds et durables de la personnalité psychique. Changement profond du caractère, transformation de ses sentiments et de ses désirs en ceux de femme. Il se sent femme dans l'acte sexuel, n'a plus de goût pour le rôle passif. »

Mais d'autres causes sont encore assez puissantes pour modifier les manifestations génitales, c'est-à-dire pour transformer complètement la personnalité sexuelle. Lombroso a dit que la Sodomie est fréquente dans les agglomérations d'animaux où les femelles manquent. Flaribert nous montre chez l'homme des cas analogues. « Le camp pour la plupart (les mercenaires) remplaçait la patrie, vivant sans famille, ils rapportaient sur un compagnon leur besoin de tendresse et l'on s'endormait côte à côte sous le même manteau à la clarté des étoiles... Il s'était formé d'étranges amours, unions obscènes aussi sérieuses que des mariages, où le plus fort défendait le plus jeune au milieu des batailles; et d'autres enfin, l'enfant ramassé sur le bord d'une route, payait ce dévouement par mille soins délicats et des complaisances d'épouse.

Dans l'inversion conjugale, c'est un homme dans toute la vigueur de l'âge, professeur, négociant, etc., jouissant de l'estime publique. Rien n'indique chez lui une anomalie sexuelle. Cependant il est obsédé, c'est un déséquilibré, il ne se sent pas homme, il en a tous les organes, mais il n'en partage aucun des appétits, il a des goûts féminins, un besoin de plaire à l'homme, c'est pour son propre sexe qu'il éprouve toutes les émotions, tous les tourments des amants. Quelques-uns conscients de leur étrange situation, vivent retirés dans une tristesse profonde, mais il en est d'autres qui dédaigneux de l'opinion, vont où les pousse invinciblement leur nature et trouvent dans la possession de l'être aimé toutes les satisfactions physiques et morales d'une union normale.

Dans ce cas, un individu normalement conformé se sent porté irrésistiblement vers son sexe, depuis son enfance et cela sans avoir subi aucune influence vicieuse. Chez l'inverti de cette nature, le sexe opposé ne produit qu'indifférence et souvent dégoût.

Charcot et Magnan, citent la confession d'un de ces malades !

« Quand je rencontre un homme dont la jeunesse et la beauté provoquent ma passion, je suis tenté de lui plaire ; si je donnais libre carrière à mes sentiments, je lui ferais toutes les amabilités possibles, je l'inviterais chez moi, je lui écrirais sur du papier parfumé... Il m'est arrivé plus d'une fois d'avoir l'érection, la convulsion amoureuse et la perte du sperme à la seule vue du membre viril d'un homme... Jamais une femme n'a provoqué en moi la plus petite sensualité... Les dames s'étonnent de me voir si bon juge du plus ou moins bon goût de leur toilette et de m'entendre parler de ces choses comme si j'étais femme moi-même. »

« C'est le cerveau d'une femme dans le corps d'un homme et le cerveau d'un homme dans le corps d'une femme, dit le Dr Magnan. »

« Un malade du service du Dr Magnan, dit le Dr Paul Sérieux, avait subi plusieurs condamnations pour outrages aux mœurs (une entre autre à six mois de prison pour s'être frotté contre les fesses d'un spectateur placé devant lui) déclarait sans le moindre embarras être porté pour les jeunes gens au-dessous de 20 ans.

— « Si Dieu m'a mis au monde, écrivait-il, avec pareille nature, c'est sans doute pour m'en servir telle qu'elle est. »

Voici encore une observation typique du Dr Sérieux : Il s'agit d'un récit fait par une femme mariée avec un inverti, qui donne des détails qui ont été sciemment confirmés par la suite.

« X... était normalement constitué, et cependant trois mois après son mariage sa femme était encore vierge ; un certificat médical constata le fait. Pour excuser sa frigidité, il n'avait trouvé rien de mieux que de faire croire à sa femme qu'il avait une maîtresse, ce qui était faux. Pour mieux détourner les soupçons, il affectait de faire la cour à la femme de l'individu avec lequel il entretenait des relations. Jamais il n'avait eu de goût pour les femmes, jamais on ne lui avait connu de maîtresses ; il refusait les baisers de sa femme. Dépensier, d'humeur bizarre, il ne pouvait souffrir de voir sa femme gaie et la maltraitait. Il écrivait à ses amants sur du papier orné de fleurs, et se plaisait à revêtir les vêtements de sa femme, devant celle-ci et devant sa mère. Ses journées se passaient dans un café tenu par un pédéraste où il restait jusqu'à trois heures du matin. Il recevait chez lui ses amants, gens élégants qu'il embrassait à leur arrivée. Il savait toujours éloigner sa femme, en l'envoyant faire une course. Un jour il a été surpris par sa femme pratiquant le coït anal sur un chien. Il a cependant des rapports avec elle mais à de très longs intervalles, ces rapports ont été normaux, il y avait érection, éjaculation, elle est d'ailleurs devenue enceinte. Pas de Sodomie sur sa femme. »

Dans une autre catégorie d'anomalies sexuelles on trouve des individus chez lesquels jamais l'appétit sexuel ne s'est manifesté. Ils s'étonnent du rôle que tiennent les préoccupations génitales dans l'existence de la plupart des hommes.

Chez ces malades les sentiments affectifs sont souvent très développés et leur amour, pour chaste qu'il est, n'en atteint pas moins une très grande intensité, il finit même par devenir obsédent, pour être le seul mobile de l'individu. Dominés par leurs passions, ils poursuivent celle qui a éveillé en eux cet amour particulier et ils ne tardent pas à devenir de véritables persécuteurs.

XIII

FOLIES GÉNÉSIQUES

1. — L'Érotomanie est une maladie dans laquelle l'imagination seule est lésée, il y a erreur dans l'entendement. C'est une affection mentale, dans laquelle les idées amoureuses sont fixes et dominantes.

L'Érotomanie diffère du Satyriasis ; dans celui-ci le mal vient des organes reproducteurs dont l'excitation réagit sur le cerveau. Dans l'Érotomanie, l'amour est dans la tête, elle est caractérisée par l'absence de désirs lubriques ; le malade en effet ne songe pas même aux faveurs qu'il pourrait espérer de l'objet de sa folle tendresse. Quelquefois même l'amour a pour objet des êtres qui ne sauraient le satisfaire. Ceux qui en sont affectés ne sortent jamais des bornes de la décence ; ils vouent à leur divinité un culte pur, souvent secret ; ils s'en rendent esclaves, ils sont en extase, contemplant ses perfections souvent imaginaires.

L'Érotomanie, comme toutes les mélancolies, qui semblent n'être que l'extrême d'une forte passion, conduit au suicide en produisant le désespoir ou la certitude de n'obtenir jamais l'objet aimé.

Les causes de cette affection sont les mêmes que celles de la monomanie ; quoiqu'elle se montre dans un âge avancé, cependant les jeunes gens, et surtout les jeunes personnes, ceux qui ont un tempérament nerveux, une imagination vive, ardente, dominée par un amour-propre excessif, l'attrait du plaisir, l'inoccupation, la lecture des romans, la fréquentation du théâtre et des bals, une éducation vicieuse, sont plus exposés à cette maladie. La masturbation, en communiquant au système nerveux une sensibilité plus grande, quoique factice ; la continence, en lui imprimant une activité trop énergique, prédisposent également au délire érotique.

2. — LE SATYRIASIS est à l'homme ce que la nymphomanie est à la femme ; c'est un état d'excitation morbide sexuelle avec penchant irrésistible à répéter fréquemment l'acte vénérien et faculté de l'exercer un grand nombre de fois sans l'épuiser ; il se développe sous l'influence de lésions organiques très nombreuses et des troubles fonctionnels les plus variés.

On observe le Satyriasis aussi bien dans l'enfance que dans la vieillesse ; mais c'est surtout dans la période d'activité des fonctions sexuelles qu'on le rencontre généralement. Des vieillards, chez lesquels les fonctions intellectuelles sont presque toujours anéanties, sont pris subitement d'un besoin presque automatique qu'ils vont satisfaire en public, sans conscience aucune, sur des personnes de l'autre sexe et même sur des enfants.

L'Onanisme est une cause fréquente du Satyriasis. Les cantharides ingérées dans les voies intestinales ont souvent déterminé cette affection.

Cabrol rapporte deux observations sur l'effet de la cantharide :

— Sur le conseil d'une sorcière, un homme avait pris une drogue pour se guérir de la fièvre, dans ce remède se trouvait de la cantharide « ce qui le rendit si furieux que sa femme jura Dieu qu'il l'avait chevauchée dans deux nuits 87 fois, sans y comprendre plus de dix fois qu'il s'était corrompu... mais quel remède qu'on lui sceust faire, il se passa le pas ».

Dans le second cas, sous l'influence d'un semblable remède, le malade fut pris de délire. « Il fallut l'attacher comme s'il fust possédé du diable ; les femmes le plièrent dans un linceul mouillé en eau et en vinaigre, où il fut laissé jusqu'au lendemain qu'elles alloient le visiter ; mais sa furieuse chaleur fut bien abattue et éteinte, car elles le trouvèrent rède mort, la bouche riante et son membre gangrené ».

Une observation de Satyriasis chez les vieillards est donnée par Jacob Shmid :

« Un septuagénaire, après deux années de veuvage, épouse une jeune fille. Ce vieillard, dès les premiers jours, la fatigue par des assauts répétés, pratiquant le coït jusqu'à dix, quinze et vingt fois en vingt-quatre heures. Il continua cet exercice pendant trois mois. La femme, épuisée, en référa à ses parents et demanda un remède, non seulement pour ses parties excoriées par des frottements si répétés, mais aussi pour abattre la salacité, la méchanceté de ce vieillard insatiable. »

Le docteur Trelat range les individus atteints de Satyriasis dans la classe des idiots et des imbéciles, dont les habitudes de masturbation, les perversions instinctives exigent des mesures de surveillance étroite.

Lorsqu'ils vivent en liberté, ils peuvent être pris de véritables accès de rut, pendant lesquels ils se livrent à des actes de violence pour satisfaire leurs appétits sexuels. Dans ces conditions, l'attaque est d'une brutalité excessive, la résistance de la victime l'exalte encore, et c'est la plupart du temps sur un cadavre que l'imbécile, dans un paroxysme de fureur maniaque, assouvit ses désirs.

XIV

LA VIEILLESSE ET LA PUISSANCE
GÉNÉRATRICE

La vieillesse est l'époque de la maturité
de l'homme, c'est l'automne et l'hiver de la
vie, c'est aussi l'époque où les plus hautes
qualités se développent et où le jugement
se fait apprécier par sa délicatesse ; mais
en même temps elle est celle de la décadence du corps. La partie matérielle de
notre être usée par l'usage et le temps,
faiblit et s'écroule. La portion intellectuelle, la pensée s'éteint par la dégradation
des organes qui la forment, et sa perte

précède souvent celle du corps. L'homme vit encore, ou plutôt végéte, que la plus précieuse portion de lui-même lui est enlevée.

Le dépérissement est d'abord insensible, il se passe même plusieurs années avant qu'on s'aperçoive d'un changement considérable, les fonctions se font avec moins de perfection, la plupart diminuent d'énergie, quelques-unes même cessent. Les passions même cessent en partie, elles diminuent en même temps que le jugement et la raison gagnent en lucidité, en étendue.

La vieillesse seule amène la dégradation des diverses parties du corps, elles se détériorent pour être trop anciennes et en produisant des altérations des solides et des liquides qui fomentent des maladies, ou plutôt qui en sont déjà; mais les maladies elles-mêmes peuvent naître sans l'intervention de l'âge, et produire tous les désordres de la vieillesse; de sorte qu'on doit distinguer la vieillesse naturelle et celle acquise ou morbide. Dans la vieillesse naturelle les fonctions de la génération est entre toutes celles qui sont le plus atteintes. Ce n'est en quelque sorte que par exception que quelques hommes y sont encore aptes dans l'âge de la caducité, bien que la plupart éprouvent des désirs vénériens et même possèdent la faculté des rapprochement sexuels. En général chez les vieillards, l'érection est difficile, lente, imparfaite, et la semense éjaculée sans force, et d'une liquidité marquée.

Les canaux des testicules s'oblitèrent et les vésicules séminales s'effacent dans la dernière période de la vie.

Dans les deux sexes les dangers de se livrer aux plaisirs de l'amour, est en porportion de l'âge : mais à cet égard les inconvénients sont bien plus grands pour l'homme. Ce n'est pas, comme nous le disions, que les désirs ne subsistent chez l'un et chez l'autre et même qu'ils ne paraissent s'accroître dans la femme à la cessation des règles, mais dans les deux sexes et surtout dans l'homme, si des goûts dépravés et des excès vénériens ont lieu, ils

peuvent causer les plus grandes perturbation dans la santé.

On sait les inconvénients des secondes
noces chez les vieillards et les exemples
fréquents de la mort de ces maris barbons
qui s'unissent à de jeunes femmes.

La tempérance doit donc être une vertu
à l'usage des vieillards, et la raison doit
leur dicter de résister à leurs goûts désor-
donnés, s'ils en avaient, pour leur propre
santé. Heureusement que la nature a ôté
au plus grand nombre, des désirs inutiles,
et la possibilité d'actes plus inutiles encore,
qui ne serviraient qu'à les rendres ridicules
aux yeux des autres.

Et les passions, cette exaltation dans les
désirs et les besoins, cette exagération impétueuse de la volonté et de la puissance
de l'homme hors de proportion avec ses
véritables intérêts, n'existent plus dans le
vieillard, par cela seul qu'elles exigent un
excès de vitalité, un accroissement d'énergie qui ne s'y rencontre guère qu'accidentellement; aussi est-ce toujours par une

véritable exception que l'on trouve encore ces passions violentes, véritables tempêtes du cœur, qui font le tourment de la vie chez les vieillards et qui sont le partage de la turbulente jeunesse.

En affaiblissant les organes, la nature semble positivement en défendre l'usage. Eh bien ! s'il est des vieillards qui écoutent ce salutaire avertissement, il faut bien le dire, d'autres y sont rebelles soit par illusion, soit entraînés par le souffle impur d'une débauche surannée.

En révolte permanente contre les inflexibles résultats de l'âge, ils cèdent parfois assez facilement sur tout autre point, mais quant à celui-ci, ils disputent tant qu'ils peuvent à la nature, une triste victoire qu'ils ne remportent que par le mensonge qu'ils se font à eux-mêmes. Cherchant partout le plaisir, le ramassant assez tristement de tous côtés, ils appellent cela prolonger la jeunesse. Il n'est que trop vrai, la chasteté n'est pas toujours la vertu d'un homme qui a vécu, c'est une divinité à laquelle il ne sacrifie pas volontiers.

Parmi les causes de cette perversité, la première, c'est que l'homme encore dans la verte vieillesse, répugne longtemps à se croire tel qu'il est. Les souvenirs sont toujours-là, dans sa mémoire et dans son cœur pour le tourmenter. Difficilement il s'accoutume à l'idée que la toute prérogative de la reproduction lui est à peu près retirée, et il ne veut s'avouer à lui-même, que le plus tard possible cet état de décadence dont l'a frappé la nature. D'ailleurs tout homme bien constitué que l'âge n'a pas encore accablé, éprouve encore des réminiscences perfides et tentatrices, ses années sont dépensées mais pas en force. Il s'avoue bien que l'aiguillon du besoin n'est pas aussi pressant qu'autrefois, qu'il ne se sent plus cette ardeur qui jadis l'embrasait, mais il ne se croit nullement désarmé tout à fait de la lutte amoureuse.

Un autre motif pousse également certains hommes qui ont vécu, à de dangereux excès ; ce sont les exemples des vieillards qui réclament ou en apparence conservent des facultés que l'âge ravit toujours, aussi, ils les citent avec complaissance, toujours disposés qu'ils sont à se ranger dans cette catégorie de prédestinés.

Le maréchal d'Estrée se maria en troisièmes noces, dit-on, très sérieusement. Le duc de Lauzun vécut longtemps après avoir fait des excès de tout genre.

Le maréchal de Richelieu se maria en secondes noces à 84 ans et cela gaillardement et impunément.

Ce qui n'est nullement rare c'est qu'à moins d'être appuyés sur des principes d'une morale sévère, beaucoup d'hommes âgés au lieu d'éteindre le plus possible en eux ces lascives ardeurs, semblent les exciter les satisfaire à l'aide de l'imagination ; et comme il n'y a jamais loin de la vie sensuelle à la vie corrompue, les forces et la santé ne tardent pas à être sérieusement atteintes.

Il est encore des gens âgés qui dominés par une de ces passions violentes qui s'emparent quelquefois des vieillards, leur ôtent toute la gravité de leur âge sans leur donner l'attrayante vivacité de la jeunesse, ou qui prédisposés, ou se croyant prédisposés à ce tempérament veulent rester fidèles aux lois de la morale, se marient volontiers et presque toujours quand ils sont riches, à de jeunes filles.

C'est beaucoup risquer, car dans cette extrême disparité d'âge, la nature se venge ordinairement par la perte des mœurs, l'incertitude des naissances, et les troubles domestiques. Quant à la santé, à la force vitale, il est aisé de présumer ce qu'elles deviennent dans ces mariages disproportionnés.

Les plaisirs de l'amour produisent en général dans la faible machine du vieillard, une commotion telle qu'on en a vu périr subitement d'apoplexie dans l'acte même qu'ils consommaient. Ainsi que de vieillards insensés tombent de la faiblesse dans l'abattement, dans la décrépitude et même dans la démence sénile, ne tardent pas à réaliser *ces espérances* qui corroborent si bien la dot de certains mariages.

Quant à la limite précise où il faut s'abstenir, c'est une question relative à la constitution et surtout aux antécédents.

Il est encore d'autres vieillards, plus aveugles, plus emportés, plus dépravés qui font effort pour réaliser des jouissances qu'il n'est plus possible d'obtenir normalement. Non seulement l'énergie, le trop plein de la vie signalés dans la jeunesse ont disparu, mais la force organique de reproduction est à peu près anéantie, c'est alors que Vénus l'impudique prodique aux gens blasés ses irritantes excitations du vice, les cyniques appas de la débauche ; l'imagination souillée d'impuretés va quêtant des plaisirs que la raison et le bon sens réprouvent.

Réduit à des jouissances de commémoration, ayant tout à la fois, l'amour et l'impuissance des voluptés, une sensualité éteinte et non assouvie, il est tel vieillard libertin, toujours à la recherche des moyens de raviver des organes usés, flétris, comme si cela était possible, sans être éminament dangereux.

On conçoit difficilement ce que peuvent inventer, à cet égard, la folie, le caprice, la luxure et l'impudicité, ni ces monstrueuses voluptés, ces indicibles saturations des sens qui en sont la suite.

Une des excitations les plus ordinaires employée par ces lovelaces séniles est le changement, la variété dans les personnes qu'ils recherchent. Or, quoi de plus fatal à l'organisme ? Un gentilhomme demandait à Chirac, médecin du régent, si l'usage des femmes était aussi dangereux pour la santé qu'on le disait : — Non, répondit Chirac, pourvu qu'on ne prenne pas de drogues, mais je déclare que le changement est une drogue. — En effet la stimulation dans ce cas est trop facile, trop violente, trop répétée, pour ne pas produire des effets désastreux. Vieux, riches et célibataires, combien de gens réunissant ces conditions, font usage de la drogue pernicieuse signalée par Chirac, et jamais impunément.

La jeunesse surtout est sacrifiée à ces vieillards débauchés. Les charmes excitants d'une belle femme ne leur suffisent plus, ils s'adressent à de très jeunes personnes, à des fillettes de préférence au grand scandale des mœurs.

En fait de stimulations vénériennes, les hommes âgés devraient savoir qu'elles sont toujours l'effet d'une action morbide et nullement d'un besoin réel. L'acte vénérien, même modéré, entretient dans les organes, toujours faibles du vieillard, un état d'irritation sourde capable de déterminer souvent des maladies fort graves, à plus forte raison quand il y a un état maladif persistant, chose très ordinaire du côté des voies urinaires, à un âge avancé.

Il n'est pas jusqu'à la présence d'une forte quantité d'urine dans la vessie, qui, pressant dès lors les vésicules séminales, ne détermine des érections qui ne sont pas de bon aloi. On sait que Louis XV vieux et blasé, disait à l'un de ses familliers :

— « Savez-vous que je ressens encore quelques désirs le matin ? — En ce cas, sire, répondit le courtisan, gardez-vous bien de lâcher de l'eau. »

Cette distinction dans les stimulations des organes de la génération est d'autant plus importante que l'on s'y méprend, bien plus encore, si l'on n'y fait que peu d'attention, les causes morbifiques ne font qu'augmenter par les excès mêmes auxquels on se livre. Peut-être plus coupables encore ceux qui, n'étant en rien stimulés, cherchent de faux et dangereux plaisirs par les excitations factices, soit physiques, soit morales. Si la nature ne dit rien c'est qu'elle n'a rien à dire, l'exciter est un attentat contre elle, et toujours elle se venge cruellement. Faire le vieux de bonne heure, si l'on veut être longtemps vieux: tel est le principe que tout homme raisonnable doit suivrer

« Qui n'a pas l'esprit de son âge,
De son âge a tout le malheur! »

XV

ANOMALIE DES ORGANES SEXUELS

HERMAPHRODISME. — INFANTILISME
CYNÉCOMASTIE. — ENFANTS PHÉNOMÈNES

1. — HERMAPHRODISME. — Les anciens considéraient la naissance d'un hermaphrodite comme un des prodiges qui annoncent de grandes calamités publiques. A Athènes on les précipitait dans la mer, à Rome dans le Tibre.

Au moyen-âge, l'ignorance, la passion, vinrent encore poursuivre ces malheureux deshérités de la nature. Une opinion s'était établie, on vit dans les hermaphrodites des monstres envoyés par Dieu dans sa colère et présageant les plus grands malheurs.

Les Théologiens de l'époque voulaient qu'on les mît à mort. Pourtant on leur fit grâce de la vie, mais on leur enleva la plupart de leurs droits civils et religieux. Le mariage leur était refusé si aucun sexe n'était distinct, si l'un des sexes prévalait le mariage avait lieu selon celui-ci. Lorsqu'il y avait doute, on faisait choisir à l'individu le sexe qu'il préférait et on lui faisait jurer de s'en tenir strictement au sexe choisi.

On trouve dans les œuvres d'Ambroise Paré, ceci : « A ceux qui ont les deux sexes bien formés et s'en peuvent aider et servir pour la génération, les lois anciennes et modernes ont fait et font encore élire de quel sexe ils veulent user, avec défense, sous peine de perdre la vie, de ne se servir que de celui duquel ils auront fait élection. Et aucun n'en ont abusé. De telle sorte que, par un usage mutuel et réciproque, paillardement de l'un et de l'autre sexe,

tantôt d'homme, tantôt de femme, à cause
qu'ils avaient nature d'homme et de femme
proportionnée à tel acte. »

Montaigne parle d'un hermaphrodite qui,
marié comme femme fut pendu, parce qu'il
avait fait mauvais usages de ses organes.
Il rapporte aussi l'histoire d'un moine,
nommé Isidore qui accoucha dans un cou-
vent.

« J'ai cogneu un hermaphrodite, dit Mon-
tanus, lequel estoit du sexe obséquieux des
femmes, occasion pour laquelle il fut marié
à un homme, auquel il engendra quelque
fille ou garçon et ce nonobstant il avait ac-
coutumé monter sur les chambrières et engendrer en icelles. »

Anne Grandjean fut condamnée au pilori
à Lyon en 1765, pour s'être mariée comme
garçon; on lui avait mis un écriteau portant ces mots — *Profanateur du sacrement
du mariage* — Transférée à Paris, en appel
de jugement, elle fut reconnue comme étant
un individu que la *nature avait trompé*,
mais de bonne foi, elle avait un gland im-

perforé qui sortait des grandes lèvres et deux sortes de testicules.

Le mariage fut déclaré nul et abusif, il fut enjoint à Grandjean de reprendre des habits d'homme et sa condamnation levée.

Dans l'acception rigoureuse du mot, on devrait entendre par hermaphrodite tout individu susceptible de reproduire un individu de son espèce sans le secours d'un autre, mais comme le fait remarquer Tardieu « le nom d'hermaphrodite sous lequel on a coutume de désigner ces individus, est le plus mal choisi qu'il soit et donne de leur conformation l'idée la plus fausse. » L'on peut dire que, n'importe quel que soit le sexe prédominant, l'un ou l'autre, souvent même tous les deux sont trop incomplètement développés pour pouvoir remplir leur rôle.

L'assemblage n'a donc jamais été parfait, c'est à peine si, dans deux ou trois observations, on a constaté la présence simultanée des organes accessoires et essentiels du sexe masculin et du sexe féminin.

L'hermaphrodisme masculin, quant à l'extérieur, est généralement constitué ainsi : le penis offre un développement incomplet, il a une longueur plus ou moins réduite, souvent le gland est mal dessiné, de plus, s'il existe, il est découvert par suite de l'absence ou du défaut de longueur du prépuce. Si l'organe est d'un très petit volume et ne dépasse pas deux ou trois centimètres de longueur, il est quelquefois difficile à première vue de le distinguer du clitoris, si de plus il se joint à cela quelques autres vices de conformation. Cette verge est susceptible d'érection et l'intromission de cet organe est en raison directe de la longueur qu'il peut acquérir au moment du désir vénérien. L'urètre parfois, s'ouvre à la base de la verge ou vers la moitié du corps de la verge. Les bourses n'existent pas toujours et les testicules sont enfermés dans l'abdomen. A ces signes, viennent s'ajouter toute une série de phénomènes qui se rattachent à la conformation générale de l'individu et souvent alors, non seulement les caractères physiques externes se rapprochent de l'extériorité féminine, mais le caractère lui-même, les habitudes, les passions sont plus conformes au sexe féminin qu'au masculin. La taille est généralement de dimension moyenne et l'embonpoint assez considérable, la peau est lisse, fine, dépourvue de poils, le système musculaire peu développé. Les seins sont quelquefois volumineux, la voix elle-même est faible.

L'hermaphrodisme extérieur chez la femme, est plus rare, on rencontre moins chez elle une dispostion des organes sexuels, telle que l'on puisse être induit en erreur sur le sexe véritable et par conséquent qu'on puisse supposer avoir affaire à un individu du sexe masculin.

Lorsque des individus ont eu leur état civil faussé dès la naissance par suite de vices de conformation, ils se voient condamnés à une série de perturbations morales, avant de pouvoir récupérer leur titre et rentrer dans le droit commun, ou encore c'est un mariage contracté dans des conditions d'identité de sexe qui est reconnu nul.

La condition légale du mariage étant la différence des sexes, il s'ensuit que si, par un concours de circonstances extraordinaires, une union ne réunissant pas ces conditions, devient monstrueuse, il n'y aura plus mariage, mais simulacre de mariage.

Le Code dit : Lorsqu'il y a erreur dans la personne, le mariage ne peut être attaqué que par celui des deux époux qui a été induit en erreur. L'hermaphrodisme peut être cette cause d'erreur et par cela même entraîne la nullité du mariage.

Les cas sont nombreux où les médecins ont été consultés. Orfila et Marc, rapportent que Marie Marguerite fut visitée la veille de son mariage par un chirurgien, à l'occasion de l'absence totale de toute menstruation et que le tribunal de Dreux lui enjoignit de prendre les habits d'homme. Briand et Chaudé parlent aussi d'un individu qui baptisé et élevé en fille, demanda un jour à épouser une femme dont l'état de grossesse était de ses œuvres.

Dans l'immense majorité des cas, il s'agit d'individus appartenant au sexe masculin, la malformation des organes sexuels chez la femme étant beaucoup plus facile à reconnaître grâce surtout aux manifestations multiples et variées à l'aide desquelles les ovaires traduisent leur présence.

Il arrive quelquefois que le véritable sexe reste méconnu toute la vie; c'est le cas d'Arsano, qui mourut à 80 ans, comme femme et dont l'autopsie démontra la virilité.

Le cas le plus célèbre est celui de ce malheureux qui jusqu'à l'âge de 22 ans vécut dans des couvents, des pensionnats et qui à la suite de circonstances diverses vit son état civil réformé par le tribunal de la Rochelle. L'histoire de cet individu qui eut nom Alexina B.., a été rapportée en entier par Tardieu. Alexina se suicida à Paris en 1868 et l'autopsie montra de la façon la plus évidente qu'il s'agissait d'un homme.

Quelle est l'aptitude des hermaphrodites à la procréation et au mariage? S'il y a seulement le cas de petite dimension de la verge, comme le fait existait chez Alexina, celle-ci pouvait se marier, car malgré tout l'accouplement est possible.

Les médecins légistes n'admettent que deux classes d'hermaphrodites; ceux à sexe reconnaissable (il s'agit alors, le plus souvent, du sexe masculin) chez lesquels le mariage peut être consenti, l'impuissance n'étant pas absolue, ou ceux du sexe féminin, chez lesquelles au contraire il sera impossible de consentir au mariage, la sexualité n'étant pas suffisamment distincte.

Dans la seconde classe, se trouvent les individus dont le sexe ne peut se définir, c'est cette classe qui a été désignée par Isidore-Geoffroy Saint-Hilaire, sous le nom d'Hermaphrodites négatifs neutres ; chez eux le sexe est indéterminable, arrêté dans son développement. Chez eux, l'aptitude à la fécondation n'existe pas, les sexes étant si imparfaitement conformés qu'ils ne peuvent servir, ni à féconder, ni à concevoir ; aussi le mariage doit il être déclaré nul, non

par erreur de la personne, mais pour identité de sexe entre les deux époux.

Voici quelques observations typiques
d'hermaphrodisme masculin.

Le D‍ʳ Magitot en 1881, cite le fait suivant : « Il s'agit d'une personne de 40 ans,
enregistrée à sa naissance comme étant du
sexe féminin et dont l'éducation a été dirigée dans ce sens. Vers l'âge de 14 ans, est
survenue à trois reprises différentes, un
écoulement sanguin par les organes génitaux, mais qui ne s'est plus reproduit. En
même temps les seins ont augmenté sensiblement de volume.

Ayant alors du penchant pour les hommes,
elle se maria à dix-sept ans ; les rapports
sexuels furent très incomplets.

Après son mariage, une révolution complète s'est opérée dans ses insticts génésiques, c'est vers les femmes que se sont
portés décidément ses instincts génésiques ;
si bien que, devenue veuve depuis une
dizaine d'années, elle a été l'amant de plusieurs femmes.

Sa taille est de 1 m. 78 ; ses cheveux sont noirs, ainsi que la barbe qui est assez abondante, la voix et les allures sont effeminées, les mains sont charnues et vigoureuses, les seins assez volumineux. Le volume de la verge est celui d'un pénis d'enfant de 12 ans, il y a des testicules, au fond du sillon de séparation des bourses existe une cavité admettant à peine le petit doigt et dans laquelle on ne constate pas trace de col de matrice.

Le pénis est susceptible d'érection ; il se produit des éjaculations, le sperme a les apparences du liquide normal, mais le microscope n'y découvre pas de spermatozoïdes ».

Le Dr Chatillon raconte que : « le nommé P..., âgé de 19 ans, habite Paris depuis cinq ans. Une consultation eut lieu il y a quelque temps à propos de cet individu, consultation à laquelle assistaient Ricord et Clerc. Il s'agissait de savoir s'il fallait lui accorder ou refuser la carte qu'il ou qu'elle réclamait avec insistance, afin de se livrer plus librement à la prostitution. Il fut décidé que cette carte lui serait refusée, attendu que P... était un homme.

La verge était rudimentaire, elle ne dépassait pas le volume d'un clitoris ordinaire. Le canal de l'urètre était plus large qu'un canal ordinaire, mais il aboutissait à la vessie et non dans le vagin. Il n'y avait pas de menstruation. Cependant les formes générales du corps, l'aspect du visage, le timbre de la voix sont plutôt ceux d'une femme ; les mamelles sont néanmoins tout à fait rudimentaires, la peau est glabre là où elle l'est normalement chez la femme. Quant aux goûts de P..., ils paraissent être ceux d'une femme. On le voit repousser avec énergie l'accusation faite contre lui, qui consiste à répéter qu'il a un penchant pour les femmes.

Enfin voici une Observation du docteur Guéneau de Mussy (1848).

« Je fus consulté par une dame pour sa fille, âgée de 11 ans ; elle présentait depuis quelque temps des perturbations multiples dans sa santé. Je fus immédiatement frappé de la démarche de cette enfant ; il y avait dans sa physionomie, dans sa tournure, quelque chose de masculin ; la largeur de la poitrine était considérable à la base ; aussi, supposant une malformation, je demandai à la mère si son enfant ne présentait rien de particulier ; celle-ci me répondit en rougissant qu'il y avait dans la conformation de sa fille quelque chose d'extraordinaire, mais jusqu'alors elle avait conservé le secret le plus absolu à cet égard. Sur mes instances, la mère voulut bien soumettre son enfant à mon examen et voici ce que je constatai. Le pubis était couvert de poils et cela depuis l'âge de 5 ans, au dire de la mère. Au dessous, existait une sorte de pénis, offrant deux centimètres de longueur et se terminant par une extrémité légèrement renflée ; à sa face inférieure on rencontre une gouttière représentant la paroi supérieure de l'urètre, allant se continuer plus loin au niveau d'un véritable canal qui s'ouvre derrière la base du pénis. Plus en arrière existait une sorte de vulve, limitée par deux lèvres rudimentaires ; cette vulve limitait un petit canal vaginal, dans lequel je pus introduire mon petit doigt, et qui se terminait supérieurement en cul-de-sac. Il n'y avait pas trace de testicules, ni dans les lèvres, ni au niveau des anneaux. Ayant introduit une sonde dans la vessie, et mon doigt indicateur posté dans le rectum, je pus constater que mon doigt n'était séparé de ma sonde que par des parois membraneuses et, par suite, je pus avoir la certitude approximative que l'utérus n'existait pas.

Dans ces conditions, il était permis de conclure à l'existence d'une sexualité masculine avec arrêt complet de développement, qui avait produit simplement une similitude apparente des organes génitaux externes avec ceux du sexe féminin. »

La plupart des hermaphrodites sont indifférents au point de vue sexuel. Cependant, dit Tardieu, on en voit qui ne sont pas éloignés du commerce des femmes, ils peuvent ressentir des désirs, des excitations et des jouissances complètes, en même temps qu'un organisme vénérien qui peut aller jusqu'à l'émission de liqueur spermatique.

On voit aussi des hermaphrodites qui, après avoir manifesté un goût très vif pour le commerce de l'homme, sont ramenés, par la descente des testicules, à des instincts tout opposés qui les portent vers la femme. De même, comme on l'a vu tout à l'heure, il en est qui font métier de prostitution.

Tardieu a cité un individu hermaphrodite se prêtant à la pédérastie. « Ce garçon, dit-il, mal conformé et livré dès l'enfance aux habitudes les plus crapuleuses, servait aux plaisirs des hommes de la plus basse classe. »

Si les hermaphrodites sont souvent impuissants, ils sont presque toujours très lubriques. Les sensations très incomplètes qu'ils peuvent ressentir les poussent sans doute à s'en procurer d'autres par des moyens plus ou moins naturels.

2. — L'Infantilisme est caractérisé par un arrêt de développement dès la première enfance, des organes génitaux. L'infantile conserve dès lors et, quel que soit son âge, tous les caractères de l'enfance, au moral comme au physique.

Ces enfants arrivés à l'âge de raison, s'amusent de joujoux, pleurnichent pour rien, s'emportent à l'occasion des plus futils motifs, ont des peurs ridicules et appellent leur maman à la moindre émotion.

Le Dr Meigne qui a fait une étude approfondie de cette question a observé un de ces cas remarquables d'Infantilisme à l'hôpital de la Pitié en 1890.

En voici l'analyse :

« Louis P..., garçon jardinier, âgé de 17 ans, a conservé la taille et les formes d'un garçon de 10 ans.

Les organes génitaux sont atrophiés en général ; de la masse graisseuse notablement épaissie sort une verge et des bourses rudimentaires. Celles-ci sont réduites à deux replis entassés, accolés, entre lesquels sont compris les testicules, du volume d'un gros pois. La verge est très courte, le gland recouvert en entier par le prépuce. Pas de poils sur le pubis, non plus aux aisselles que sur la figure.

Les fesses sont fortes et remontent haut. La cuisse est large en haut et s'amincit au genou. Les lignes en sont très féminines.

L'aspect général est celui d'un enfant de même que celui de sa physionomie. Le caractère est aussi celui d'un gamin turbulent et pleurnicheur. »

Dans l'antropologie, le Dr Meige dit encore :

« Tandis que, par la conformation extérieur de son appareil sexuel, l'*Infantile* mâle reste un homme à l'état de promesse, on voit les formes de la femme se dessiner sur son corps d'enfant. Les hanches deviennent larges ; ses cuisses, ses jambes, ses bras, se modèlent sur le type féminin, les seins grossissent, le mamelon devient saillant. »

3. — LES GYNÉCOMASTES dit le Dr Lau-

rent, est peut être, si l'on veut, le premier degré de l'hermaphrodisme, comme les efféminés, pédérastes passifs dont parle Brouardel, ces êtres aux formes adoucies, à la face glabre, au bassin élargi, à la poitrine arrondie, aux allures féminines, pourraient être regardés comme le premier degré de la Gynécomastie.

La Gynécomastie est une anomalie, caractérisée par un développement considérable et permanent des mamelles chez l'homme, au moment de la puberté, coïncidant avec l'arrêt de développement des organes génitaux externes, particulièrement des testicules. Dans ce cas il peut y avoir sécrétion lactée.

Le Dr Lorain fait une définition de ces êtres singuliers :

« Nous avons tous connu, pendant les années de notre enfance et plus tard grandissant avec nous, des enfants, des adolescents, puis des hommes, qui ne subissent pas les mêmes transformations que les diverses étapes de l'âge amènent chez leurs camarades ; c'est ainsi qu'enfants, ils ressemblaient plus à des filles qu'à des garçons ; adolescents, ils ressemblent à des enfants ; hommes, ils n'étaient qu'adolescents. Etres singuliers, féminisés ou indéfiniment juvéniles, personnages imberbes, à longs cils, à cheveux fins, à teint pâle, à hanches très développées, souvent gras, ayant la voix grêle et présentant plusieurs caractères de l'Eunuchisme. »

Le Dr Robelin donne une idée assez exacte des aptitudes génitales des ces individus, dans l'observation suivante :

« Le nommé Laiset, âgé de 24 ans, d'une taille de 5 pieds 3 pouces, entre au Val-de-Grâce pour y être soigné d'un abcès dont il guérit en peu de temps.

Chargé de lui donner des soins, je m'aperçus un jour que ses mamelles étaient plus volumineuses que celles d'un homme ordinaire. Ces mamelles très bien séparées, d'une forme demi sphérique et d'une consistance assez molle, ressemblaient à s'y méprendre à celles d'une femme.

15

La poitrine était étroite, les épaules saillantes, la voix féminine et le visage enfantin et imberbe.

Les parties génitales, quant à leur conformation, ne différaient de celles de l'homme que par leur petitesse. La verge semblable à un petit tubercule pouvait avoir, pendant l'érection, suivant ce que m'a dit l'individu lui-même, un pouce et demi de longueur, les testicules étaient comparables, par leur volume, à une petite noisette.

Je lui trouvai le bassin très évasé, le pubis proéminent et peu garni de poils, ceux-ci manquaient aux jambes et aux bras et se remarquaient en petite quantité à la région axillaire.

Ce fût à l'âge de 16 ans que se développa sa taille et qu'il vit ses mamelles prendre de l'accroissement.

A 18 ans, celles-ci se gonflèrent considérablement jusqu'à devenir deux fois plus volumineuses qu'à l'ordinaire, et, dans cet état, elles distillaient une humeur séreuse semblable à du lait.

Cette singulière conformation ne l'empêche pas d'être gai et d'avoir toutes les habitudes qui se remarquent chez les autres
hommes. Il faut cependant en excepter sa
répugnance à toucher le sein des femmes,
pour lesquelles il a d'ailleurs un goût pro-
noncé, quoique assez mal partagé par la
nature du côté des parties de la génération. »

On n'hésite pas à ranger parmi les débiles ces êtres à intelligence peu développée.
Enfants, ils ont eu toutes les peines du monde
à apprendre à parler; adolescents, ils font
le désespoir de leurs maîtres et de leurs parents par leur inaptitude à tout travail et à
toute étude, par l'ingratitude de leur mémoire, leur impossibilité de fixer leur attention et souvent par leurs vices précoces et
leurs mauvais instincts.

Van Krafft Ebing dit que les cas de Gynécomastie sont moins rares qu'on le croit
généralement. Il cite un médecin atteint
d'inversion sexuelle, qui constata que, chez
les six cents invertis avec lesquels il avait

eu des relations, le développement des seins n'était pas chose rare et affirmait qu'il avait lui-même du lait dans ses mamelles, lait que son amant suçait.

Robelin dit que « si l'on en croit quelques voyageurs, le bas peuple Russe présenterait souvent cette anomalie, et il est écrit quelque part qu'il en est de même chez les Brésiliens. Dans ce cas, la mamelle présente tous les caractères d'un sein de femme bien conformé. Le développement commence vers la puberté, souvent il ne tarde pas à s'arrêter, mais d'autres fois, il continue à se faire et l'on voit alors des mamelles saillantes. Point de gêne, point de douleur dans l'organe. »

Si chez l'homme, l'arrêt du développement des testicules féminise les individus et fait prendre à leurs mamelles des proportions extraordinaires, il ne faut pas s'étonner que l'inverse se produise chez la femme qui n'a pas d'ovaires ou qui lui ont été extirpés.

« L'extirpation des ovaires dit Milne

Edwards, exerce sur la constitution une influence remarquable ; pratiquée dans le jeune âge, cette opération empêche le bassin de s'élargir et les mamelles de se développer ; le pubis reste dénudé, les règles ne s'établissent pas.

Il paraît que dans certaines contrées de l'Asie on a souvent occasion de rencontrer de ces ennuyeuses femelles et qu'elles ont quelque chose de viril dans leur aspect et dans le timbre de leur voix. »

« Il est bien peu de personnes, dit le Dr Laurent, qui n'aient vu, au moins une fois en leur vie, une de ces femmes à barbe que l'on exhibe comme curiosité dans les fêtes foraines. Il suffit d'en avoir vu une, pour se souvenir toujours de sa voix rauque, de ses formes masculines, de sa poitrine plate et musculeuse. Eh bien, des autopsies de femme à barbe ont été faites et on a constaté quelquefois l'absence des ovaires. »

4. — Enfants phénomèmes. — Les exem-

ples d'enfants phénomènes ou extraordinaires par leur conformation en venant au monde, ou par les phénomènes qu'ils présentent après leur naissance, nous ont été transmis par Pline l'Ancien ; nous ne voulons pas parler ici des monstres, mais bien de ces cas bizarres entre tous par leurs anomalies, des fonctions génitales.

C'est ainsi qu'il est parlé dans l'histoire d'un enfant qu'eut Euthémènes, à Salamis, qui atteignit trois coudées ou quatre pieds et demi en 3 ans.

« Pendant ce temps d'accroissement considérable, sa voix acquit une gravité qui n'est que le partage de la puberté et au bout de trois ans il mourut subitement d'une crampe générale. »

Craterus parle aussi d'un individu qui fut enfant, jeune homme mûr, fut marié et eut des enfants, le tout dans l'espace de 7 ans.

En 1747, le Dr Mead, présenta à la société Royale de Médecine, l'histoire d'un enfant né à Willinghan près Cambridge, qui était non seulement remarquable sous le rapport de sa masse et de sa hauteur, mais encore par le développement de la puberté, dont on commença à s'apercevoir à l'âge de un an. Il n'existait néanmoins aucune évidence du parfait développement des organes de la génération. On a seulement décrit leur conformation externe sans aucun égard à l'état de leurs fonctions. Le Dr Hebesder qui l'examina après sa mort, dit que. « Il avait l'apparence d'un homme vénérable par sa vieillesse. »

Mais voici une observation plus complète de ce phénomène ; elle figure au tome Ier des *transactions médico chirurgicales de Londres* et est due au docteur White, chirurgien de l'hôpital de Westminster :

« Philippe Howorth, naquit à Quebec Maws, place Portman, le 21 janvier 1806. Ses parents d'un moyen âge étaient d'une classe obscure, mais laborieuse. Son père était cocher au service d'un bourgeois et sa mère occupée à élever et à nourrir dix enfants, dont Philippe était le neuvième.

Le père était robuste et musculeux et la
mère assez délicate quoique d'un embonpoint moyen, tous les autres enfants
étaient d'une stature et d'une apparence ordinaires.

Rien ne se présenta qui fut digne de
remarque pendant l'état de la grossesse,
qui d'ailleurs parcourut sa période accou-
tumée ; mais au moment de sa naissance,
la tête de cet enfant était couverte d'une
quantité de cheveux d'une longueur considérable, les sutures du crâne étaient
réunies, ne laissant apercevoir aucun ves-
tige de fontanelles, et il n'avait à cette
époque que l'apparence d'un enfant gros et
bien portant. A sept mois parurent les
deux dents incisivés de la mâchoire inférieure, et peu de mois après, il possédait
20 dents. L'ordre régulier de la denti-
tion paraît avoir été interverti, car après
l'apparition de deux incisives, toutes les
autres percèrent la gencive en même
temps, sans être accompagnées d'aucune
inflammation. Pendant sa première année,

il fut toujours bien portant et à douze mois il pouvait marcher seul. A cette époque ses cheveux d'une longueur considérable pendaient en boucles sur son cou.

Bientôt après, à un an révolu, une altération subite se fit remarquer dans sa santé, sa beauté, ses grâces enfantines, éprouvèrent rapidement un changement ; ses traits perdirent leur formes arrondies, ils devinrent longs, pâles et extraordinairement laids, comme s'il existait chez lui quelque altération morbifique.

A cette époque, la nature fit soudain un saut vers la puberté, on observa que le pénis et les testicules augmentaient de volume et qu'un petit nombre de poils noirs bouclés ombrageaient le pubis. Une altération remarquable se manifesta aussi dans le timbre de sa voix, ses cris devinrent plus rauques et plus entrecoupés.

Les changements organiques particuliers qui se manifestèrent à la fin de la première année continuèrent à augmenter rapidement, et lorsque l'organisation qui se développe à l'époque de la puberté fut devenue plus complète, les signes du retour à la santé devinrent très apparents; ses traits commencèrent à prendre un caractère bien différent de l'enfance et l'accroissement rapide et successif du corps fut un sujet d'étonnement pour tous; il avait deux ans et demi.

Les diverses parties du corps présentent alors les caractères fortement accusés de la virilité : ses traits étaient larges, sa tête petite mais bien formée ; ses yeux bleus, ses cheveux bruns épais, ses soucils forts et en général la teinte de sá peau brune. Les muscles en général parfaitement prononcés, la poitrine large et charnue. La voix était ample et ressemblait à celle d'un jeune homme de 16 ans. Le menton était sans barbe, mais de petits points noirs se remarquaient sous la peau. Le bout des seins est proéminent et l'auréole bien prononcée et circulaire présentant une petite quantité de poils. L'aisselle est sans poils, mais la sécrétion qui s'y rencontre a l'odeur particulière qui caractérise celle de l'adulte.

Le pubis et le scrotum sont couverts de poils noirs bouclés, le pénis et les testicules sont aussi gros que ceux d'un adulte ; le corps spongieux de l'urètre est plus gros que le corps caverneux, ce qui donne au membre une courbure considérable quand il est en érection. Les testicules sont fermes et parfaitement conformés et l'on sent distinctement le cordon des vaisseaux spermatiques ; le prépuce peut facilement être amené en arrière du gland.

En août 1808, la hauteur de cet enfant était de trois pieds deux pouces, son poids, 47 livres. En 1809, sa hauteur était de trois pieds quatre pouces, son poids de 51 livres un quart.

Le pénis en érection avait 4 pouces 1/2 de longueur.

On doit naturellement regarder comme une chose impossible l'existence d'une santé parfaite avec cet accroissement aussi extraordinaire ; cependant chez ce sujet, la santé ne présente aucune altération, son intelligence paraît aussi développée que celle d'un enfant de six ans. Son caractère est doux et endurant, mais lorsqu'on est parvenu à exciter sa colère, il fronce les sourcils et lève le poing. »

Le Dr White pense que les changements qui ont eu lieu chez cet enfant ont eu leur origine dans la matrice, le développement des organes génitaux et des autres organes ayant eu, malgré leur rapidité, une régularité remarquable.

« D'après l'état parfait des parties dont l'intégrité est essentielle à l'entretien de la santé, on peut espérer voir ce sujet atteindre un âge avancé. »

XVI

ANOMALIES DE LA PROCRÉATION

1. Monstres. — On sait combien les parents influent sur le produit de la conception. Par exemple le tempérament, la forme, la dégénérescence et beaucoup d'autres maladies héréditaires, constituent ce qu'on a appelé *les contrariétés vicieuses de la puissance vitale.*

Les états morbides qui se transmettent dans la procréation sont des affections universelles du corps et non pas des affections locales. Un sourd, un aveugle, un boiteux, communiquent rarement leurs vices corporels à leurs descendants, pas plus que ceux qui se font circoncire de génération en génération ne donnent naissance à des sujets sans prépuce.

Mais il y a des produits d'une fécondation manquée, de véritables monstres, les uns sont par excès, comme les enfants à deux têtes, à quatre bras, etc.; ou par défauts, des fœtus sans jambes, sans organes sexuels. Ces anomalies ont excité au plus haut degré la curiosité des savants.

Empédocle, d'après Plutarque, dit que les monstres s'engendrent « pour y avoir trop ou trop peu de semence, de par la turbulence et perturbation du mouvement, ou pour qu'elle se divise en plusieurs parts ou pour ce qu'elle penche ».

Au xv° et au xvi° siècles on admettait ces mêmes idées de la semence trop peu abondante ou dégénérée, on y ajoutait l'étroitesse de la matrice, sa mauvaise disposition, l'existence d'une *môle* au temps de la conception, la présence du flux menstruel et quelques autres modifications tendant à troubler ou à rendre imparfait l'acte fécondateur.

La débilité des parents et encore l'accouplement de deux êtres de l'espèce différente, par exemple l'union d'un homme ou celle d'une femme avec un animal est l'opération du diable. Et puis enfin la maladie du fœtus, l'influence, l'imagination et les impressions morales de la mère ; c'est-à-dire qu'il y avait deux causes, les unes agissant au moment de la fécondation, les autres postérieures à celle-ci. C'est pourquoi les Grecs avaient l'habitude d'orner les Gynécées de gracieuses statues que les femmes devaient sans cesse avoir sous les yeux.

Ce fut en 1090 que Pierre Sylvain Régis dans son système philosophique, émit l'idée que les germes des monstres peuvent bien être produits à l'origine des choses avec ceux des êtres anormaux ; la génération ne faisant, dit-il « que les rendre plus propres à croître d'une manière plus sensible » c'est-à-dire l'hypothèse suivant laquelle les monstres seraient des germes originairement monstrueux. Cette théorie fut acceptée par un grand nombre de savants.

Isidore Geoffroy Saint-Hilaire ramenant la question à sa place réellement scientifique, démontre que l'origine des anomalies, peut avoir sa raison dans les perturbations survenues après la conception, par exemple, une chute, un coup, une vive impression morale, peuvent venir troubler la grossesse, jusque-là très régulière, et celle-ci dès lors toujours très difficile, maladive, exraordinaire, se termine à 7, 8 ou 9 mois, par la naissance d'un monstre.

Il est à remarquer qu'il nait moins de monstres dans la classe aisée de la société que dans les classes les plus pauvres, ou les femmes sont obligées de se livrer, lors même qu'elles sont enceintes, à de pénibles travaux, et de plus, où elles ont souvent à souffrir de mauvais traitements.

Un fait très analogue, dit Saint-Hilaire,

est la fréquence plus grande des grossesses monstrueuses parmi les femmes non mariées. Les inquiétudes, les chagrins, les tourments moraux de tout genre qui accompagnent et troublent si souvent les grossesses illégitimes, expliqueraient déjà suffisamment cette fréquence plus grande ; mais elle tient aussi en partie aux précautions dangereuses que les filles-mères prennent souvent pour dissimuler leur état, et même aux tentatives d'avortement auxquelles elles ont recours. Ce qui le prouve, ce sont les expériences qui furent faites en 1820 par Geoffroy Saint-Hilaire père, qui parvint à créer à volonté des anomalies chez les oiseaux, en troublant de diverses manières leur développement pendant les premiers jours de l'incubation.

Il est au nombre des nombreuses causes de la formation des monstres, celle très fréquente de la maladie du fœtus et de ses adhérences au placenta.

Le Dr Béclard a signalé des cas très fréquents d'hydropisie du fœtus, causée par l'entortillement du cordon et, par suite, de l'arrêt du cours du sang avec la mère. Il se produit alors des troubles dans les centres nerveux, qui amènent la destruction de la moelle, empêchent le développement du cerveau, le crâne ne se forme même pas, comme aussi d'autres organes manqueront, selon que la destruction se portera plus ou moins bas.

Quant aux monstres jumeaux, ils seraient dus à la réunion de deux embryons, causée par la pression, ou par la conformation imparfaite, ou par l'étroitesse de la matrice.

Saint-Hilaire fait remarquer que l'union des sujets composant les monstres jumeaux, ayant toujours lieu, non par des faces dissemblables, mais bien par les faces du même nom et entre organes analogues dit :
— « Nous savons par cela même, d'une manière positive, que si, dans l'œuf commun, le dos d'un embryon correspond à l'un des flancs ou au ventre de l'autre, il n'y aura point d'union ; que si, au con-

traire, ils sont opposés côte à côte, ou se regardant face à face, et en même temps sont dirigés dans le même sens, l'union sera possible... C'est une cause absolument générale de la réunion des individus composés, c'est la règle suprême de toutes les modifications organiques, qu'il n'est point cependant possible de définir. »

Quand il est possible de connaître avec exactitude les circonstances d'une grossesse terminée par la naissance d'un monstre, on a toujours su, d'une manière positive, que la mère avait, ou reçu un coup violent sur l'abdomen, ou exercé sur cette région une compression prolongée, ou fait une chute dont le contre-coup s'est fait ressentir sur l'utérus.

Dans le petit nombre de cas où l'on n'a pas constaté la violence extérieure, la mère avait du moins éprouvé une révolution morale, dont l'effet immédiat avait été nécessairement une vive et subite réaction sur les viscères de l'abdomen, ou bien encore elle avait été atteinte d'une grave maladie abdominale, accompagnée de fièvre, de violentes coliques et de délire.

Voici une observation de Geoffroy Saint-Hilaire : « Une jeune femme de 21 ans, brodeuse, vivait du travail de ses mains, habitait, sous les yeux et sous la surveillance d'une sœur plus âgée qu'elle, au dernier étage d'une maison peuplée de nombreux locataires. Un seul lit réunissait les deux sœurs.

Néanmoins la plus jeune forme une liaison, dont, au bout de quelques mois, elle ne peut se dissimuler les suites. En proie dès ce moment aux remords les plus déchirants, aux idées les plus horribles, elle conçoit tour à tour la pensée du suicide, puis la destruction de son enfant. Dans ce coupable espoir, elle a recours, mais sans succès, à l'usage fréquent des bains de pieds. Elle imagine ensuite de se faire un corset bardé de buscs épais et nombreux, se l'applique étroitement sur le ventre et l'y maintient jusqu'au terme de sa grossesse, décidée à tout, même à la mort de

son enfant, pourvu qu'elle épargne à sa
sœur la douleur et la honte de son déshon-
neur. Le but de tous ses désirs, elle l'atteint en effet, au prix de six mois de douleur et d'anxiétés. Une absence de sa sœur
lui permet d'aller passer en secret cinq
jours chez une sage-femme, et elle peut,
quelques heures avant le retour qu'elle re-
doutait, revenir dans sa mansarde sans son
enfant, un monstre sans tête, mort au bout
de peu d'instants. »

Une autre observation montrera les effets de la brutalité :

« — Une jeune ouvrière, habitant la
Bretagne, est séduite par un misérable qui,
bientôt, s'établit chez elle, vivant à ses dépens et la maltraitant chaque jour. La douleur d'une telle position lui donne le courage de s'y soustraire ; elle réalise ce
qu'elle possède et vient chercher asile à
Paris ; mais son séducteur l'y suit, il parvient à découvrir son domicile et s'installe de nouveau chez elle, recommence
le cours de ses exactions et de ses

mauvais traitements et finit par la réduire au dernier degré de la douleur et de la misère.

Furieux alors de ne pouvoir plus rien obtenir, il redouble de cruautés, et, dans un accès de violence dont elle était chaque jour la victime, il renverse, subitement et à dessein, une chaise sur laquelle elle allait s'asseoir. La malheureuse tombe sur les reins ; déjà souffrante antérieurement, elle se sent dès lors gravement blessée vers la matrice ; et, plusieurs mois après, elle donne naissance à un monstre horrible. »

L'influence des impressions morales et des passions de la mère sur les qualités de l'enfant a été diversement discutée de tout temps et parfaitement admise.

Dans la Genèse, on voit l'artificieux Jacob multiplier dans les troupeaux du Liban, les agneaux variés de plusieurs couleurs, en plaçant sous les yeux des brebis en gestation des branches d'arbres à demi écorcées.

On voit aussi Hippocrate attribuer à la vue d'un nègre, la naissance d'un enfant noir au sein d'une femme blanche. Au xiiie et au xviie siècle, les savants admettent ces faits ; ces opinions ne sont évidemment pas sincères, mais il est cependant certain que si dans les anomalies dont il est question il est des causes purement mécaniques, il en est d'autres qui ont leur première origine dans un trouble moral. Ceci a pu faire naître la croyance suivant laquelle la vue ou la pensée d'une femme enceinte, s'arrêtant quelque temps sur un objet qui lui inspire le dégoût ou la crainte, ou encore si elle désire cet objet, il pourra arriver que quelques détails de la conformation de l'enfant viennent à rappeler, ou à reproduire la forme, la couleur de ce même objet ou de quelques-unes de ses parties. De là cette règle populaire qui prescrit aux femmes enceintes d'éviter la vue de tout objet d'un aspect désagréable, et de satisfaire, s'il est possible, tous les désirs où, suivant l'expression en usage, toutes les *envies* que leur suggère leur imagination toujours si active.

La plupart du temps, les faits ne sont pas probants. Ainsi, une femme donne naissance à un enfant mal conformé ; elle s'afflige et tous s'étonnent ; chacun se demande et demande à la mère quelle circonstance, quel désir, quelle crainte, quelle impression elle a éprouvé pendant sa grossesse ; et bientôt parmi les nombreuses circonstances antérieures, on en saisit une qui semble offrir quelque rapport avec la conformation de l'enfant. Dès lors, la cause est déclarée connue. En ce cas, les résultats sont en raison des données qui les ont produits, mais la réflexion d'un instant suffit pour renverser cette explication conçue sous la double influence d'un préjugé et de vives impressions de douleur et d'étonnement.

Le Dr Witkowski raconte avoir vu à Ermont un enfant qui naquit avec un bec de lièvre et une oreille toute recoquillée. La mère attribuait ces difformités à la vive impression qu'elle ressentit, au quatrième mois de sa grossesse, à la vue d'un jeune lapin, dont un chat avait dévoré une oreille. Or, le bec de lièvre ne peut se former que dans les trois premières semaines de la vie intra utérine !

Ce qui prouve que l'imagination de la mère n'est pour rien dans la production des difformités fœtales et dans celles des taches de la peau, c'est que l'on observe ces anomalies chez les animaux, veaux à deux têtes, moutons à cinq pattes, etc.

Il est contraire à toutes les données de la science et de la raison de croire qu'un objet vu, craint ou désiré par la mère, puisse venir se peindre sur le corps de l'enfant qu'elle porte dans son sein. En résumé, si une affection morale violente et brusque exerce une influence notable sur le produit de la conception, on n'a aucune raison de penser qu'il en soit ainsi d'une influence faible et seulement momentanée.

2. CRÉATION DES SEXES. — La découverte du Dr de Graaf relative aux œufs qu'il avait examinés dans la trompe utérine,

permit d'établir ce qui revenait exactement à chaque sexe dans la génération. En même temps s'évanouissaient les hypothèses si aventurées, pour expliquer l'influence des parents sur le sexe et les caractères physiques ou moraux des produits. D'où il résulte que plus les conditions de nutrition et de développement sont abondants, plus il y a de chances pour la production d'organisme femelle. Geoffroy Saint-Hilaire a fait des expériences concluantes sur les femelles d'animaux.

D'après Malaguti, il naîtrait plus de garçons dans les campagnes que dans les villes, par suite de la moindre nourriture des campagnards, et il rattacherait à la même cause l'excédent de garçons que l'on trouve en certains pays, comme en Russie.

L'influence de l'âge, de la vigueur relative et de certaines conditions particulières des parents, ont une influence marquée sur la génération.

Ainsi, l'on peut dire qu'en général l'influence exercée par le père et la mère sur le sexe des fœtus paraît être telle, que plus l'un des deux est âgé, plus il a de tendances à produire son propre sexe. Le rapport entre l'âge du père et de la mère est aussi un élément important. Donc le sexe masculin prédomine quand le père est plus âgé que la mère ; le sexe féminin prédomine quand la mère est plus âgée que le père. Quand le père et la mère sont du même âge, les deux sexes tendent à s'équilibrer avec une légère prédominance du sexe féminin.

3. SUPERFÉCONDATION. — Lorsque la fécondation d'un second germe se produit au cours d'une grossesse, on dit qu'il y a *superfétation*, mais ce phénomène n'est pas admis.

D'après le Dr Rolin, la plupart des cas de *superconception* peuvent se rapporter à l'un des quatre ordres de faits suivants :

1° Grossesse double dans laquelle l'un des fœtus est mort longtemps avant terme, s'est conservé dans les membranes jusqu'à la naissance de celui qui continue à vivre ;

2° Grossesse de jumeaux inégalement développés et nés à des termes différents ;

3° Grossesse extra-utérine qui n'a pas empêché la gestation naturelle ;

4° Cas d'utérus bicorne, c'est-à-dire partagé en deux cavités.

La double conception n'est possible que si les deux fécondations différentes s'effectuent le même jour ou à un court intervalle ; c'est ce qui constitue la *superfécondation*.

Tel est le cas, rapporté par Buffon, d'une femme de Charlestown, qui mit au monde en 1714 deux jumeaux de couleur différente, à la suite de rapports avec son domestique nègre, peu après la mort de son mari qui était blanc.

Chez les Romains, on reconnaissait comme l'aîné celui des deux jumeaux qui venait au monde le dernier, parce que, disait-on, étant conçu le premier, il avait été refoulé au fond de la matrice lors de la conception du deuxième.

Chez nous, on considère comme aîné celui qui naît le premier.

Scientifiquement, il n'y a pas lieu d'établir une différence d'âge entre les jumeaux, puisqu'ils sont conçus au même moment.

16.

XVII

GÉANTS ET NAINS

Les causes auxquelles on peut attribuer
le développement excessif de la taille, comme
le nainisme du reste, sont peu connues, et
celles qu'on a tenté de faire valoir ne peuvent compter que comme hypothèses; nous
ne ferons donc que signaler les effets sans
parler des causes et nous nous contenterons
de montrer quelques exemples curieux de
ces anomalies de la génération.

Les géants sont tous ou presque tous
d'une complexion extrèmement - délicate,

d'un tempérament lymphatique et d'une intelligence très bornée, quand elle n'est pas tout à fait nulle. Leur taille est souvent disproportionnée et la plupart meurent jeunes.

Isidore Geoffroy Saint-Hilaire a fait la remarque suivante : « Ils sont sans activité, sans énergie, lents dans leurs mouvements, fuyant le travail, fatigués presque aussitôt qu'occupés ; en un mot faibles de corps aussi bien que d'esprit. »

Le Dr Changeux, dans le *Journal de Physique* de 1778, rapporte l'observation suivante :

« A Vienne, où l'on avait réuni des nains et des géants pour l'amusement de la cour impériale, les premiers, loin de se soumettre à leurs compagnons, ne craignaient pas de les provoquer par des moqueries et des insultes et de commencer ainsi des disputes dont l'issue semblait devoir être si redoutable pour eux.

« La querelle s'anima même un jour, entre un géant et un nain, au point que des injures on en vint aux mains, et, nouveau David, ce fut le nain qui triompha de cet autre Goliath. »

Selon le rapport de Watkinson, le célèbre évêque Berkeley voulut essayer s'il était possible, en élevant un jeune enfant suivant certains principes hygiéniques, de le faire parvenir à une taille gigantesque, et il tenta cette expérience aux dépens d'un pauvre orphelin nommé Mac-Grath. L'expérience réussit complètement — pour le philosophe — car le pauvre Mac-Grath, accablé au sortir de l'enfance, de toutes les infirmités de la vieillesse, mourut à 20 ans. Il avait 7 pieds à 16 ans et parvint à 7 pieds 8 pouces anglais (2 mètres 328). On ne sait rien de positif sur la méthode employée par Berkeley, qui mourut avant son géant; on croit qu'il employa une nourriture et des boissons mucilagineuses.

Sans nous occuper des géants plus ou moins fantaisistes de l'antiquité ni de ceux du moyen âge, nous trouverons des exemples plus près de nous de ces phénomènes.

A la fin de 1815, on présenta à l'empereur de Russie et au roi de Prusse, alors à Londres, le géant Poller qui mourut en 1818 âgé de 24 ans et qui mesurait 2 mètres 582. Il avait deux sœurs qui toutes deux étaient également d'une taille gigantesque.

Joachim Eleiccigi, géant espagnol, haut de 2 mètres 387, fut montré à la salle Montesquieu en 1845.

Joseph Brice fut présenté aux Tuileries en 1862. Il avait 2 mètres 201.

En 1882, on voyait à Londres la belle Marion qui avait 2 mètres 45. Et, depuis lors, dans les foires, dans les cirques et ailleurs, des imprésarios montrent à la curiosité publique des êtres de taille démesurée, mais ils sont loin de présenter un intérêt aussi marqué que les nains, comme on va le voir.

Cette dénomination de nain est donnée aux individus dont la taille est de beaucoup inférieure à la moyenne de l'espèce, mais seulement quand cette exiguité de la taille porte sur l'ensemble de l'organisme et dépend de la diminution de toutes les parties du corps, à un arrêt de développement.

Selon Edouard Garnier, on doit diviser les nains en deux classes : 1° Ceux qui se font remarquer par l'exiguité de leur taille en venant au monde et restent petits toute leur vie, c'est-à-dire ceux qui naissent nains et restent nains pendant leur enfance et sont encore nains à l'âge adulte ; 2° Les individus nés dans les conditions normales, subissant à un certain âge un arrêt de développement et restant dès lors toujours ainsi.

Les premiers, nés nains, sont souvent bien proportionnés dans leur petitesse ; ce sont généralement des miniatures de l'espèce humaine. Ils sont relativement peu intelligents, mais très gais, très remuants ; ils restent enfants toute leur vie, et leurs facultés intellectuelles commencent à baisser en même temps que leurs forces vitales s'affaiblissent.

Les deuxièmes qui, bien nés, ont subi un arrêt de développement un peu plus tard, ont généralement la tête grosse, le buste et les bras longs, les jambes courtes et souvent arquées; ils sont ordinairement laids. Ces êtres ressemblent, sous le rapport de l'intelligence, à la moyenne des autres hommes et chez beaucoup même les facultés spéciales se sont développées à un haut degré.

Il existe au Musée de la Faculté de Médecine de Paris, une statuette en cire d'un nain célèbre, au sujet duquel Morand de l'Académie des sciences, fît un mémoire. Ce nain surnommé Bébé, est le type achevé de la première catégorie.

« Nicolas Ferry ou Bébé, est né le 13 novembre 1741 à Plaisne (Vosges), il était long en naissant de 8 à 9 pouces (0 m. 21 à 0. m 23) et pesait 12 onces (384 grammes). Le Dr Kast médecin de la reine de Pologne, le mena à la cour, il avait à cette époque 22 pouces et pesait tout nu 9 livres 7 onces. Il est d'une vivacité extraordinaire et ne reste pas un moment en repos; il ne craint rien et ne se laisse pas détourner de son objet, quelque frivole qu'il paraisse, le reste lui est indifférent, son rire est très gracieux mais il ne rit pas souvent. »

La deuxième observation qui suivit l'envoi de la figurine à l'Académie des sciences fut lue par Morand, il y était dit : « ... Nicolas Ferry était si délicat au moment de sa naissance qu'on le porta à l'église sur une assiette garnie de filasse et un sabot rembourré lui servit de berceau, jamais il ne put téter sa mère, sa bouche était trop petite.

Dès l'âge de 18 mois il commença à parler, à 2 ans il marchait presque sans soutien et ce fut alors qu'on lui fit ses premiers souliers qui avaient 18 lignes de long (0 m. 042). Mme la princesse de Talmond essaya de lui donner quelque instruction, mais malgré tout son esprit elle ne put développer celui de Bébé. Il en résulta seulement qu'il s'attacha à la Princesse au point d'en devenir très jaloux. Un jour voyant cette dame embrasser une petite chienne devant lui, il l'arracha de ses mains avec fureur et la jeta par la fenêtre en disant : « Pourquoi l'aimez-vous mieux que moi. »

Jusqu'à l'âge de 15 ans, Bébé conserva ses proportions bien établies, mais la puberté troubla son harmonie, ses forces s'épuisèrent, la colonne vertébrale se courba, la tête se pencha, ses jambes s'affaiblirent. Bébé perdit sa gaîté et devint valétudinaire. Il grandit un peu cependant et mourut le 9 juin 1764 à l'âge de 23 ans, il avait alors 33 pouces (0 m, 891). Son squelette est au museum d'histoire naturelle de Paris.

Borwflaski fut un autre nain encore plus célèbre. Il naquit en 1739 en Pologne Russe. Il avait en naissant 8 pouces (0 m. 222), à l'âge d'un an 14 pouces, à 6 ans 16 pouces, il vécut quelque temps à la cour du roi Stanislas en compagnie de Bébé. Le comte de Prenan envoya à l'Académie des sciences le rapport suivant sur ce nain singulier :

« Borwflaski, gentilhomme Polonais, est arrivé à Lunéville à la suite de la comtesse Humieska. Ce jeune homme est regardé comme l'être le plus singulier qui soit dans la nature. Il a 21 ans, sa hauteur est de 28 pouces (0 m. 775), il est parfaitement bien formé de taille, nulle partie monstrueuse ne le défigure.

Il danse avec justesse, il est adroit et léger; il parle très sensément de tout ce qu'il a vu, sa mémoire est très bonne, son jugement fort sain, son cœur est sensible et capable de reconnaissance et d'attachement, il n'a jamais montré de colère ni de méchanceté ».

Ce nain se maria avec Isolina Rabuston, demoiselle de compagnie de la comtesse Humiecska.

On peut citer encore Babet Schrien, né en Allemagne en 1810 et qui avait en naissant 0 m. 166, il pesait une livre et demie.

En 1881, le Dr Larrey présenta à l'Académie des sciences, Edouard P... dont la taille ne dépassait pas 0 m. 93 de hauteur. Ce petit homme, né à Angoulême en 1867 était parfaitement constitué, son nez seul présentait une disproportion remarquable.

Il est à remarquer que les nains de nais-

sance vieillisent jeunes et meurent vite et
que la durée de leur vie est proportionnée
à la petitesse de leur taille.

Au contraire, chez les individus qui deviennent nains accidentellement, les exemples de longévité ne sont pas rares ; quelques-uns même ont vécu plus d'un siècle.

Thérèse Sauvary, qui fut montrée dans
un théâtre en 1819 avait 73 ans, elle mesurait exactement 0 m. 864. Elle avait avec
elle sa sœur Barbe, plus âgée de deux ans
et dont la taille était de 1 m. 053.

Des souverains ont parfois essayé de marier des nains entre eux ; mais si la tentative n'a pas donné le résultat attendu, il ne
s'en suit pas que les unions doivent être
considérées comme stériles.

Wylerand Lolkes, un nain anglais, avait
épousé une femme ordinaire dont il eut trois
enfants qui furent tous de taille moyenne.

En 1883, Louise Bichot mourait aux Sa-
bles-d'Olonne et les journaux d'alors rapportent qu'elle était mariée au sieur Cal-
lias depuis trois ans, sa taille ne dépassait

pas 0 m. 80. « Cette petite femme avait un tempérament de feu, elle eut une couche très pénible où elle dut subir une opération ; ce qui ne l'empêcha pas par la suite, d'avoir plusieurs enfants. Elle avait avec son mari de fréquentes disputes. On dit même que pour avoir raison de ce dernier, quand tous les deux étaient ivres, elle montait sur une chaise, et croyez bien que ce n'était pas le mari qui avait le dessus. Les sabots de la naine voltigeaient et le mari était obligé de s'éclipser pour ne pas être écharpé ».

En résumé si les nains de la première catégorie se distinguent du reste des autres hommes, par beaucoup de particularités, ceux de la deuxième catégorie, se distinguent seulement du reste de l'espèce humaine par la diminution du volume ; leur caractère et leurs aptitudes étant identiques.

XVIII

DE L'INFLUENCE MORALE SUR LA PUISSANCE VIRILE

LES NOUEURS D'AIGUILLETTES

Dans la religion des Brahmes, le dieu de l'amour est Kâmâdeva, on le nomme *dieu du désir, agitateur de l'esprit celui qui rend fou, le destructeur du calme.*

Lors de l'antiquité comme de nos jours, les hommes n'ont jamais été à l'abri des emportements de l'amour. Autrefois on le considérait comme un sacrilège, une sorte de délire analogue à celui produit par l'alcool ; pour conjurer comme pour le provoquer, on avait recours à des puissances occultes. Les anciens n'avaient pas pu trouver d'autres explications à cette altération qui fait d'un homme intelligent et bon, un véritable aliéné. Les poètes ont attribué la chasteté à Minerve et aux Muses, il est évident que par cette allégorie ils ont voulu dire qu'il n'y a nul enthousiasme sans exaltation cérébrale et sans abstinence, plus ou moins observée, des fonctions génitales.

Il est certaines circonstances qui entravent le plaisir, ou qui y portent, tout en ne le désirant pas.

Rien n'est plus capricieux que nos organes ; jamais l'homme n'est moins maître de soi que lorsqu'il veut trop l'être. La volonté, cet empire intérieur que la nature lui a donné sur lui-même pour assurer sa puissance au dehors, cette volonté dont il est si fier, n'est souvent comme sa raison, qu'une autorité sans pouvoir qui parle et n'est point obéie. Vous voulez discourir sur la chose du monde que vous savez le mieux, vos auditeurs sont prêts, on attend, vous commencez... vous balbutiez, vous vous arrêtez faute de paroles et d'idées, vous manquez à vos auditeurs, parce que vous vous manquez à vous même. Tel homme que le danger presse, veut trop bien courir, il tend tous ses muscles et demeure immobile. Catule soupire pour Lesbie; au souvenir de sa maîtresse son esprit échauffé par une foule d'images voluptueuses, ne connaît plus de félicités que dans la possession de tant de charmes. Catule plaît, Lesbie cède! Mais le moment de la victoire est celui de la faiblesse et de l'humiliation. Rendu avant de combattre, Catule se cherche et ne se trouve plus, il s'étonne de s'échapper à lui-même. Affligé d'avoir tant promis, confus de tenir si peu et de n'accorder à l'amour que le prix que l'on garde de la haine, il gémit d'un triomphe qui le couvre de honte; et consumé désormais de l'ardeur et des vains efforts de sa flamme, adorateur sans culte et sans offrandes, il s'éloigne avec désespoir d'une beauté que ses serments et sa froideur ont doublement outragée!

Cette disgrâce si naturelle et si commune est une des suites des lois générales de notre économie. Les erreurs de notre intelligence ne sont pas les seules que nous commettions, nos pieds, nos mains, nos organes les plus simples, la langue, les lèvres, etc., font mille bévues dans un jour. Les bégaiements accidentels, les secousses convulsives, les spasmes, les tremblements, les chutes, tous ces accidents que nous supposons passagers et fortuits, sont presque autant de fautes contre le bon sens et la logique. Ces erreurs se reproduisent partout, des fautes sans nombre altèrent sans cesse le jeu secret de nos fonctions; et pour rentrer dans le texte qui nous occupe, mille exemples prouvent qu'un homme trop fortement épris, perd, par la vivacité de sa passion, la faculté d'en posséder l'objet; qu'après avoir épuisé presque toutes ses forces dans le jeu des désirs et des illusions d'un bonheur anticipé, le trouble qui l'émeut à la seule vue d'un bonheur présent, achève d'en dissiper le reste, et n'en laisse plus que la réalité; et qu'ainsi, contraire à lui-même, l'amour éperdu s'éteint à force de transports et s'anéantit par son propre excès.

Le dépit d'une si cruelle défection dût produire de bonne heure, dans l'âme de ceux qui l'avaient éprouvé, le désir d'en connaître la cause et comme ils ne la trouvaient point au dedans d'eux-mêmes, que leur jeunesse, leur santé, leur amour et surtout les charmes de leur maîtresse ou de leur épouse, devaient les défendre d'une telle ignominie, il fallut bien chercher cette cause ailleurs et la rejeter sur quelque influence néfaste et surnaturelle.

L'erreur de l'instinct entraîna donc celle du raisonnement et de là vint dans l'esprit des hommes l'opinion de quelque être supérieur, offensé de leur félicité, s'appliquait à l'empoisonner, qu'un enchantement, un maléfice, un pouvoir magique tenaient leurs facultés enchaînées et se jouaient de tous leurs efforts, qu'enfin, tant que durait le prestige, l'union de leur cœur ne serait jamais consommée.

Cette ridicule croyance se répandit partout ; dans l'Orient, en Egypte, chez les Grecs, chez les Romains ; les poètes, les historiens l'ont partagée, elle pénétra même à la cour des rois. Enfin, recueillie par des savants, par un Arabe, un Synésius et même appuyée par l'autorité des Pères de l'Eglise, d'un Saint-Jérôme, d'un Saint-Augustin, d'un Saint-Thomas, elle s'est conservée jusqu'aux temps modernes, et c'est elle qu'on désignera dans la langue populaire par ces mots : *nouer l'aiguillette*.

C'est à la puissance de cet absurde préjugé que les noueurs d'aiguillettes de tous les temps ont dû la leur. Autrefois cette puissance était fort étendue ; elle s'attaquait aux princes comme aux simples particuliers ; Amasis et Néron furent noués par leurs concubines (Hérodote ; Pétrone) et l'antipape Eulalius par les siennes (Grégoire de Tours) ; Théodoric, des rois de Castille et de Bohême, l'ont été par leurs femmes (Roderic Sanctius). Au début du XIXe siècle cette puissance fut infiniment plus bornée, une raison plus éclairée et surtout plus générale relégua les noueurs d'aiguillettes dans la classe des plus abjectes de la société.

Cette sorcellerie existe même encore de nos jours, dans certaines provinces arriérées ; les jeteurs de sort, pour exercer leurs charmes, ont soin de choisir les hommes simples, de jeunes mariés, que leur inexpérience met à la discrétion de qui veut les tromper, et qui sont pour ainsi dire, noués d'avance par l'espérance et la crainte du plaisir et du devoir de leur nouvel état. Tout le charme consiste à frapper fortement leur imagination déjà prévenue, par un mot, un geste, un regard, une menace de la voix, de la main, par quelque signe extraordinaire, et comme l'appréhension du mal suffit souvent pour le produire, il arrive que le préjugé ayant préparé l'événement, l'événement à son

tour renforce le préjugé ; cercle vicieux
que l'on peut regarder comme un des scan-
dales de l'esprit humain, lequel ne peut
souvent s'affranchir de ce double piège que
par un artifice aussi grossier que celui
qui l'a d'abord fait naître : de sorte qu'il a
tout à la fois à rougir du mal et du remède.

Du reste, la sévérité de la science médicale n'eut pas permis de faire de cette impuissance passagère un objet particulier
d'étude, si cet accident, comme tous les
actes de la vie, ne tendait à se convertir
en habitude et n'eut suffi quelquefois pour
dissoudre le premier lien des sociétés, qui
est celui de la famille, en provoquant des
lois telle que celle par laquelle Charle-
magne légitimait le divorce pour cause
d'impuissance par *sortilège* et celle qui
instituait depuis la fameuse épreuve du
congrès.

Il ne faut oublier que rien n'est à né-
gliger dans les opinions des hommes et
que les moindres erreurs, comme les moindres vérités, presque indifférentes en elles-

mêmes, cessent de l'être dans leurs consé-
quences.

La médecine n'a donc rien fait d'indigne
d'elle en descendant ainsi dans les secrets
du lit nuptial et en cherchant d'en prévenir
les amertumes et d'en redresser les torts
involontaires.

Mais parmi ces moyens, quel choix fera-
t-elle? Le Paganisme avait les siens, qui
ne sont plus de saison; un père de l'Eglise
prescrivait des prières, des jeûnes, des
oraisons, des pénitences et n'hésitait point
à donner les sacrements. Les seuls conseils
que puisse donner la médecine sont ceux
que donne Montaigne dans le chapitre xx
de son livre I. Ce philosophe engage à tem-
poriser comme Fabius et composer avec
l'indocile liberté d'un organe dont la volonté
se plaît à contester avec la nôtre, qui se
révolte contre la violence et résiste même
à la flatterie et aux caresses. Il veut que
dans les essais graduels ou bien ménagés
on le tire insensiblement de son engourdissement et de sa paresse; qu'on l'invite

avec douceur au combat et que l'attrait de
la victoire, plus que les sollicitations indi-
rectes, le rappelle à lui-même et le rende
à sa véritable destinée.

Pourquoi gourmander trop vivement une
inertie qui peut n'être qu'apparente ; souvent, c'est le sommeil du Lion !

Tels sont les sages conseils de Montaigne, conseils qui du moins n'ont rien d'avi-
lissants pour la raison, mais que l'art ne
dédaignerait pas de fortifier d'ailleurs par
d'innocentes supercheries, genre de sup-
plément que Montaigne lui-même a mis en
pratique et que l'on peut pratiquer à son
exemple, en y mettant la même réserve et
la même délicatesse :

« Les mariez, le temps estant tout leur,
ne doilvent n'y presser ni taster leur entreprise s'ils ne sont prest et vault mieux
faillir indécemment à estréner la couche
nuptiale, pleine d'agitation et de fièvre,
attendant une et une aultre commodité
plus privée et moins alarmée, que de tum-
ber en une perpétuelle misère, pour s'estre

estonné et désespéré du premier refus. Avant la possession prinse, le patient se doilt à saillies et divers temps, légièrement essoyer et offrir, sans se picquer et opiniatrer à se convaincre définitivement soi-même. Je suis de ceux qui sentent très grands efforts de l'imagination, chascun en est heurté ; mais aulcuns en sont renversés. Son impression me perce et mon art est de lui échapper, par faulte de force à luy résister. »

Rien n'empêche, en effet, de combattre l'imagination par ses propres armes ; puisque, comme la lance d'Achille, elle a l'heureux privilège de guérir elle-même les blessures qu'elle a faites.

Ces mécomptes qui affligent l'homme sont sans doute souvent la suite de faiblesse et d'abus, mais, nous l'avons dit, ils proviennent quelquefois d'une affection morale trop profonde ou bien d'un sentiment de réserve et de crainte.

Ce n'est pas que quelquefois l'érection ne devienne tout à fait impossible, comme dans

le dernier âge où elle s'anéantit irrémédia-
blement avec la faculté procréatrice dont
elle est l'acte préparatoire; cela se voit
même dans la force de l'âge et en des
circonstances où l'homme devrait le plus être
en possession de toute sa vigueur génitale,
soit par sa constitution, soit par l'excitation
morale qui naît de ces circonstances dont
nous voulons parler; cela se voit aussi lorsqu'on a fait un abus immodéré de ces fonctions, lorsque surtout on a pris l'habitude
de ne les faire naître que par des sollicitations indiscrètes.

Le cas que nous allons citer et dont l'observation est due au Dr Langlebert, nous
fournit un exemple typique :

« Un dimanche matin, un monsieur se
présente chez moi et demande à me parler
avec une telle insistance, que mon domestique, violant pour lui la consigne, le reçoit
et l'installe dans mon cabinet. Un instant
après, je me trouvais en présence d'un
homme d'une trentaine d'années, d'une tournure distinguée et paraissant fort ému :

« — Docteur, me dit-il, voici ce qui m'amène chez vous et me servira d'excuse pour être venu vous déranger à cette heure matinale : Je me suis marié hier ; j'ai eu soin de ne pas me fatiguer à ma noce où j'ai observé la plus grande sobriété, tenant à éviter tout ce qui aurait pu me gêner dans l'accomplissement d'un devoir pour lequel je voulais me réserver tout entier. Et cependant, la nuit venue, impossible !... Et, jusqu'au lever du jour où je pus enfin quitter cet enfer, moi qui avais rêvé un paradis, je dus me résigner à ne donner à ma jeune femme, que j'aime tant, d'autres témoignages que celui d'un tendre respect ! J'ai trente ans, ma santé est excellente et jamais pareille chose ne m'est arrivée.

« Que faire, docteur ? que faire ? Comment sortir de cette situation qui ne pourrait, en se prolongeant, que me couvrir de honte et de ridicule ?

« — Monsieur, lui dis-je, il faut rentrer chez vous et vous dire indisposé.

« — Oh ! docteur, la chose est faite. Vous

devez comprendre que malgré la certitude morale que j'avais — la seule, hélas! que je possède encore — de l'inexpérience de ma femme, j'ai dû invoquer un prétexte.

« — Eh bien! vous continuerez à être indisposé, et, pour mieux soutenir votre rôle, vous prendrez la potion que je vais vous prescrire, potion qui, d'ailleurs, possède une certaine vertu aphrodisiaque. Mais, ajoutais-je d'un air convaincu, il importe, pour assurer la réussite complète, que vous couchiez ce soir avec votre femme, en prenant la ferme résolution de résister à vos désirs, au moins jusqu'à la nuit suivante.

« — Je vous le promets, docteur, mais je crains fort, hélas! que mon obéissance à cette dernière recommandation ne me coûte pas une grosse dépense de volonté.

« Le lendemain, mon client revenait tout rayonnant de joie. Il m'apprenait que ma potion avait si bien réussi, du premier coup, qu'il lui avait été impossible de tenir sa promesse; c'était bien là ce que j'attendais.

« En lui recommandant d'entrer dans le

lit de sa femme avec la ferme volonté de résister à ses désirs, j'avais délivré son esprit de la crainte d'un nouvel insuccès, laquelle crainte n'eût pas manqué de reproduire chez lui l'état d'impuissance dans lequel l'avait jeté la veille une trop vive émotion. »

Tout le traitement de l'impuissance pour cause morale est dans cette phrase :

« Et mon art est de luy eschapper! »

FIN

TABLE ANALYTIQUE

I

II

JII

IV

V

VIII

IX

X

XI

XII

XIII

XIV

XV

SOCIÉTÉ PARISIENNE D'ÉDITION

Ancienne Maison CHAMUEL & Cie

5, rue de Savoie — Paris (VI°)

EXTRAIT DU CATALOGUE

Aveze (André). **La Bonne Pécheresse**, un vol. in-18, couverture illustrée.................... 3 fr. 50

Belleney (E.). **Les Galopini**, 1 vol. in-18 jésus   3 fr. 50
> Ouvrage amusant et instructif spécialement écrit pour les enfants.

Besse (Louis). **L'amour à Pétrole**, un vol. in-18, couverture illustrée........................ 3 fr. 50

Bloy (Léon). **Léon Bloy devant les Cochons**, suivi des lamentations de E. l'Épée, br. in-18 jésus   1 fr. 25

Bouglé (docteur). **Église Romaine**, drame historique du xxe siècle, in-18..................... 3 fr. 50

Bovet (M. A. de). **Sexe faible**, un vol. in-18.   3 fr. 50

Bringer (Rodolphe). **Les Gaités Conjugales**, un vol. in-18, couverture illust. par Abel Faivre.   3 fr. 50
> Remède excellent contre la Misanthropie que cette étude aiguë des petites misères du ménage.
>
> L'inimitable auteur de *l'Infortuné Plumard* y a mis le meilleur de sa verve Rabelaisienne; irrésistiblement drôle et désopilant.

Caen (Henry). **La Confession d'une fille**, un vol. in-18, couverture illustrée .... 3 fr. 50
> Journal fidèle, et dirait-on véritablement écrit au jour le jour par une prostituée, c'est toute la vie de ces pauvres filles, hôtes nocturnes des cabarets de Mont-

martre que l'auteur nous raconte d'après nature avec une vérité hallucinante.

Œuvre passionnante parce que sincère, dont le légitime succès n'a pas surpris ceux qui connaissent le talent de M. Henry Caen, mais a été une révélation pour le public.

CALDERON. **L'Europe et le désarmement**, un vol. in-18 jésus avec la future carte de l'Europe... 2 fr. 50

CAUFEYNON (Dr). **Histoire de la femme**, son corps, ses organes, son développement au physique et au moral, ses séductions, ses attraits, ses aptitudes à l'amour, ses vices, ses aberrations sexuelles, saphisme, nymphomanie, clitorisme, les déséquilibrées de l'amour, inversion sexuelle, etc., etc., 1 vol. in-18............................... 4 fr. »

— **Histoire de l'homme**, physiologie du mâle, son développement, ses organes dans la virilité et leurs fonctions, sa puissance procréatrice, l'homme dans le mariage, ses aberrations sexuelles, ses folies amoureuses, anomalies du sexe et du fruit de la génération, un vol. in-18............. 4 fr. »

CORNEILLE (Pierre). **Le Démon de la chair**, un vol. in-18, couverture illustrée.................... 3 fr. 50

— **Contes Indécents et Moraux**, in-18 3 fr. 50

— **Erinna**, tragédie en 3 actes en vers 1 fr. 50

— **Par la Clémence**, tragédie en trois actes en vers............................. 1 fr. 50

— **Au Temps de Charles VII**, comédie héroïque en vers......... .. .. 1 fr. 50

— **Richelieu**, trag. en 5 actes en vers 1 fr. 50

— **Le Bonheur des autres**, 1 vol. in-18. 2 fr. »

DAIN (Le). **L'Inde antique**, 1 vol. in-18 jésus. 3 fr. 50

— **Méthode de Mélodie et d'Harmonie**, l'art d'apprendre à composer sans maître, un vol. in-18 raisin, avec table................. 9 fr. 50

D'Asson (Yvelines). **Les Ronces Rouges**, un vol. in-18.............................. 3 fr. 50

Delvallé. **L'Agenouillée**, un vol. in-18..... 3 fr. 50

Denoinville (Georges). **Lettres d'Artistes**, un vol. in-18, couverture illustrée avec une belle reproduction de l'Ève de Rodin.............. 2 fr. 50

Descoux (Ph.). **La Reine de Tadmor Lady-Hester Stanhope**, une sibylle au XIXe siècle, 1 vol. in-18.................................. 3 fr. 50

Ce volume raconte l'extraordinaire épopée de Stanhope, cette anglaise étrange qui passa la moitié de sa vie en Orient, épousa un des chefs les plus influents du désert de Tadmor où elle exerça une quasi royauté.

Dubarry (Armand). **Les Déséquilibrés de l'amour**, série de romans passionnels pathologiques contemporains.

ONT PARU :

— **Le Fétichiste**.................... 3 fr. 50
— **Les Invertis**.................... 3 fr. 50
— **L'Hermaphrodite**............ .. .. 3 fr. 50
— **L'Hystérique**.................... 3 fr. 50
— **Coupeur de nattes**.............. 3 fr. 50
— **Les flagellants**.................. 3 fr. 50
— **Le vieux et l'amour**............. 3 fr. 50
— **Les femmes Eunuques**........... 3 fr. 50
— **Mademoiselle Callipyge**.......... 3 fr. 50
— **Lourdes amoureuse et mystique**.. 3 fr. 50
— **Le plaisir sanglant**............. 3 fr. 50
— **L'abbé Écornifleur**............. 3 fr. 50

Européen (M.). **Les États-Unis d'Europe** et la question d'Alsace-Lorraine, un vol. in-18 jésus.... 3 fr. 50

Keim (Albert). **La Rédemption de Nini**, 1 v. in-18 3 fr. 50
Une fille ramassée dans la rue, arrachée à la débauche par un philanthrope, peut-elle redevenir honnête? Tel est le problème singulièrement intéressant posé et résolu par l'auteur d'une façon très inattendue. Livre d'une haute tenue littéraire et d'une portée sociale considérable qui fait réfléchir après avoir charmé.

Lamase (P. de). **Voleurs et Volés**, coin d'Histoire Révolutionnaire, un vol. in-18........... 3 fr. 50

Larmandie (L. de). **Toison d'Or**, un vol. in-18, couverture illustrée .... 3 fr. 50

Laurancin (Paul). **Le Vicomte de Faublas**, 1 vol. in-18, couverture illustrée.................. 3 fr. 50

Laurent (Dr). **De Londres à Samarcande**, vision d'un passant, un vol. in-18 jésus........... 3 fr. 50

Leconte (Marie). **Par Surcroit**, préface de Mgr Le Monnier, un vol. in-18 jésus............ 3 fr. 50

Liane de Pougy. **Ecce Homo, d'Ici de là**, couverture illustrée en couleur.................... 3 fr. 50

Martin (Gabriel). **Margarett**, études sur les maisons de Rendez-vous, un vol. in-18...... .... 3 fr 50
Le volume le plus complet qui ait été publié sur ce sujet.

Mathiex (Paul). **Coups de Désir**, un vol. in-18, couverture illustrée....................... 3 fr. 50

— **Le Frisson de la Chair**, un vol. in-18, couverture illustrée............... 3 fr. 50

— **Baisers défendus**, un vol. in-18, couverture illustrée...................... 3 fr. 50

— **Le Bonheur d'être deux**, un vol. in-18, couverture illustrée............... 3 fr. 50
Le jeune et déjà célèbre romancier a dans ces quatre volumes, fait vibrer successivement toutes les cordes de la lyre amoureuse.
Son œuvre littéraire, aussi délicate que hardie le place

au premier rang des écrivains modernes qui ont tenté
d'exprimer le frisson du plaisir et les râles de la
passion.

MELIA (Jean). **Stendhal et les femmes,** un volume
in-18..... .... 3 fr. 50

Chacun sait la place énorme qu'a tenue la *femme* dans
l'œuvre et dans la vie de Stendhal.

M. Melia a réuni dans ce volume extrémement docu-
menté, tous les secrets féminins de cette œuvre immense
et de cette vie troublée. La place de ce livre est **marquée**
dans toute bibliothèque Bayliste.

MERKI (Ch.). **Chonchon** ou l'amour expérimental, un
vol. in-18, couverture illustrée.......... 3 fr. 50

C'est en effet une expérience amoureuse que **raconte**
l'auteur. Expérience singulière prise sur le vif, vécue
sans aucun doute et fidèlement transcrite par un écrivain très averti.

MICHELET (E -V). **Contes Surhumains.** Frontispice
d'Auguste Rodin, un vol. in-18.......... 3 fr. 50

MIRABAUD (Albert). **Songe d'une Nuit d'Automne,** un
vol. in-18............................. 3 fr. 50

— **La Plèbe,** études populaires (illustration
de Béchard), un volume in-4°. 5 fr. »

— **Comme on n'aima jamais,** idylle tragique
en une journée et sept tableaux, un vol.
in-4° .... 5 fr. »

POUVOURVILLE (de). **Annam Sanglant,** illustrations de
A. Cézard, in-8° raisin................ 3 fr. 50

— **Affaire de Siam,** 1886-1896, préface par
Flourens, ancien ministre des affaires
étrangères, vol. in-18....... 3 fr. 50

REYMOND (Dr H. C.), **Physiologie et Évolution de
l'Amour Sexuel** à travers les âges et les races humaines (sous presse)................ 5 fr. »

RICHARD (Louis). **Batailles d'Amour**, vol. in-18, couverture illustrée...................... 3 fr. 50

— **Robert Fleurance**, vol. in-18, couverture illustrée......... .... 3 fr. 50

SCHMID. **Mélanie**, bergère de la Salette et le Cardinal Perraud. Procès civil et religieux, un vol. in-18 de 420 pages.......................... 3 fr. 50

SÉNILLOSA. **L'Évolution de l'âme et de la Société**, un vol. in-18........ .... 3 fr. 50

STENGER (Gilbert). **Le Sacrifice**, 1 vol. in-18. 3 fr. 50

SYLVABEL (André). **Le Roi Satan**, un vol. in-18, couverture illustrée .... 3 fr. 50

— **L'Incube**, un vol. in-18, couverture illustrée.......................... 3 fr. 50

L'auteur dans ces deux volumes et dans les **Femmes de Satan** (en préparation) étudie de magistrale façon le satanisme amoureux. Sujet inquiétant et audacieux qui lui a inspiré des pages d'une rare puissance et d'une grande profondeur d'observation.

Le Roi Satan donne sur la magie une lumière toute nouvelle et passionnera tous ceux qu'intéresse *la science maudite.*

TENARG (Paul). **Les Premières Amours**, vol. in-18, couverture illustrée . ... 3 fr. 50

— **Nuits de Noces**, vol. in-18, couverture illustrée...................... 3 fr. 50

— **Les Cahiers d'un faux Don Juan**, vol. in-18, couverture illustrée............. 3 fr. 50

— **Nos bons auteurs**................. 3 fr. 50

— **Maitresses de Roi** (théâtre)....... 2 fr. »

TÉRAMOND (Guy de). **L'art de l'adultère**, un vol. in-18 couverture illustrée.................... 3 fr. 50

Valbert (Léon). **Le Compartiment des dames seules,**
un vol. in-18, couverture illustrée....... 3 fr. 50

> Impossible d'imaginer cocasserie plus échevelée que
> ce recueil abracadabrant de fantaisies qui laissent loin
> derrières elles tout ce qu'ont pu faire Xanrof et Cour-
> teline, Alphonse Allais lui-même est dépassé.

— **Quo Vadrouillis,** vol. in-18, couverture illustrée (sous presse)........... 3 fr. 50

Le titre seul en dit assez la haute bouffonnerie.

Wildenbruck. **L'Astronome,** roman traduit de l'alle-
mand par Louis de Chauvigny, vol. in-18, couverture illustrée par Gaston Nourry........ 3 fr 50

> Wildenbruck est un des auteurs les plus célèbres d'Al-
> lemagne.
>
> L'Astronome qui a eu en Allemand une cinquantaine
> d'éditions est le premier ouvrage de l'auteur imprimé
> en français.

Witness. **La fin d'une Présidence,** vol. in-18. 2 fr. »

CONDITIONS GÉNÉRALES DE VENTE

*Sont expédiés franco dans toute l'union postale tous
les ouvrages cités dans le catalogue.*

*Toute commande doit être accompagnée du montant
en mandat, bon-poste ou chèque contre remboursement
à partir de 25 francs et pour la France seulement.*

*La librairie fournit les ouvrages reliés si on le lui
demande.*

Imprimerie de Poissy. — Lejay Fils et Lemoro.